VERSTÖRUNGSTHEORIEN

Marlies Hübner

VERSTÖRUNGS-THEORIEN

Die Memoiren einer Autistin, gefunden in der Badewanne

Erweiterte Neuausgabe

SCHWARZKOPF & SCHWARZKOPF

INHALT

1. ERSTKONTAKT
Vor elf Jahren – Alter: 17 7

2. VERHÄNGNIS
Vor elf Jahren – Alter: 17 31

3. ICH
Heute – Alter: 28 53

4. BOURRÉE
Vor sieben Jahren – Alter: 21 71

5. ELLI POPELLI
Vor neunzehn Jahren – Alter: 9 85

6. GROSSE OPER
Vor sieben Jahren – Alter: 21 93

7. JETZT
Heute – Alter: 28 115

8. SALEM
Vor neunzehn Jahren – Alter: 9 133

9. VEREINNAHMUNG
Vor sechs Jahren – Alter: 22 149

10. ANOMALIE
Vor vierundzwanzig Jahren – Alter: 4 171

11. ABSCHIED
Vor sechs Jahren – Alter: 22 179

12. ANALYSE
Vor fünf Jahren – Alter: 23 201

13. LEBEN, NEU
Vor vier Jahren – Alter: 24 221

14. HIER
Vor 2 Jahren – Alter: 28 231

15. FRÜHLING
Heute – Alter: 30 257

16. SOMMER
Heute – Alter: 30 263

17. HERBST
Heute – Alter: 31 269

NACHWORT 256

KAPITEL 1

ERSTKONTAKT

VOR ELF JAHREN - ALTER: 17

Beim Autofahren wird mir immer ein bisschen schlecht. Nicht zuletzt, weil es in unserem Wagen immer leicht nach Benzin roch.

Ich stand auf dem schmalen Grünstreifen der Autobahnraststätte, den Kopf in den Nacken gelegt, und saugte so viel Luft in meine Lungen, wie mein Körper aufzunehmen bereit war. Es roch nach Abfall, Abgasen und darunter, kaum wahrnehmbar, ein klein bisschen golden.

Ich versuchte, ein wenig zu schlafen, während Vater mit Tempo achtzig über die marode Autobahn fuhr, langsam, aber zielstrebig meinem Erwachsensein entgegen. Oder dem, was ich dafür hielt.

Bis auf seine gelegentlichen Flüche über die Fahrweise anderer Autofahrer und Mutters prompt darauf folgendes Seufzen herrschte angespannte Stille im Wagen.

Das Rattern der Räder über die Betonplatten der maroden Autobahn wirkte beinahe schon meditativ. Den Kopf gegen das Fenster gelehnt, ging dieser Rhythmus auf mich über und ich vergaß mich im Rat-Rat, Rat-Rat, Rat-Rat, Rat-Rat, löste mich ganz darin auf. Das, was vor mir lag, konnte ich ohnehin nicht mehr abwenden.

*

Die Septembersonne ließ das Dunkel der hohen Mauern, die den großen Gebäudekomplex umschlossen, kein bisschen freundlicher wirken. Wie Gebirge standen sie zwischen der mir bekannten Welt und einer völlig neuen, in die ich nun aufgenommen werden sollte. Fast schon eingeschüchtert warteten wir vor dem Tor. Mutter und Vater flankierten mich, als fürchteten sie, ich könne jeden Augenblick die Flucht ergreifen.

Zugegeben, so abwegig war das nicht. Neue Situationen machen mir immer Angst, überfordern mich. Ich mied sie schon damals, wo ich nur konnte, denn eine passende Reaktion fiel mir nur selten ein. Wie schaffen es die Anderen, Veränderung zu nehmen, als sei es das Leichteste der Welt? Ob es wohl statistisch erfassbare Veränderungsbewältigungsstrategien gibt? Kann man grafisch darstellen, mit welchen wiederkehrenden Strategien der Durchschnittstyp auf neue Situationen reagiert? In meinem Kopf tanzten Balkendiagramme und Tabellen. Ist der Homo sapiens eher ein Fluchttier oder ein Raubtier? Vielleicht kann man Menschen ja aufteilen: Die eine Gruppe flieht, die andere greift die Gefahrenquelle aggressiv an, überwältigt sie und reißt ihr wütend die Bosheit aus dem Angstleib. Und gibt es auch Personen, die stattdessen einfach den Totstellreflex zeigen? Vermutlich würde ich zu dieser Art zählen. Eine Bedrohung lähmt mich und ich will am liebsten erstarrt umfallen, in einen tiefen Schlaf versinken und erst dann wieder erwachen, wenn alles wieder gewohnt und somit sicher ist.

»Hände öffnen!«, zischte Mutter. Mir fiel gar nicht auf, dass sich meine Nägel vor Anspannung in die Handflächen gruben, doch sie hasste es, wenn meine sonst langen, schlanken Finger zu eisenharten Fäusten wurden, deren Knöchel weiß hervortraten.

Sie schoben mich durch das Haupttor, vorbei an den Wohnhäusern der Diakonissen, am Hauptgebäude des Krankenhauses, den Wirtschaftsgebäuden und der krankenhauseigenen Kirche, die sich nur marginal aus dem dunklen Farbspektrum der Häuser abhob.

Wenige Minuten später betraten wir zum ersten Mal das Wohnheimzimmer, das fortan mein Zuhause sein sollte. Begleitet wurden wir von einer älteren Frau in dunkelblauem Kostüm, auf deren grau melierter Kurzhaarfrisur eine weiße Haube thronte. Ich solle glücklich sein, im einzigen Dreierzimmer wohnen zu dürfen, sagte die Diakonisse. Ihr Namensschild wies sie als Schwester Gerda aus. Alle anderen Mädchen teilten sich ihr Zimmer zu viert. Die Möblierung war äußerst karg. Ein Doppelstockbett und ein Einzelbett, auf dem bereits eine Reisetasche lag, waren links und rechts von der großen Fensterfront aufgestellt, gegenüber befanden sich drei mannshohe Schränke. Ein Tisch stand unter den Fenstern mit ihren leicht vergilbten Gardinen.

Glücklich sollte ich also sein. Ich konnte meine Freude kaum in Worte fassen ob der Vorstellung, fortan keine Sekunde mehr allein sein zu können. Ich legte meine Jacke auf die untere Liegefläche des Stockbettes, um es als das meinige zu kennzeichnen. Eigentlich unnötig, denn auch auf dem dritten Bett befanden sich bereits eine Tasche und ein Mantel.

»Stellen Sie Ihre Sachen ab. Ich führe Sie herum.«

Viel gab es nicht zu sehen. Am Anfang des langen Ganges befanden sich der Gemeinschafts- und der Fernsehraum, dann reihte sich Zimmer an Zimmer, eine endlose Parade immer gleicher Räume voller Mädchen und ihren Eltern. Überall wuselten Menschen herum, nirgends gab es einen Rückzugsort. Das alte Gebäude schien fast zu bersten vor so viel harmonischer Familiendarstellung. Selbst die Waschräume des alten kirchlichen Wohnheims waren mit großen Gemeinschaftsduschen ausgestattet, die zur Spiegelfront hin offen waren.

Jesus is watching you and your daily personal hygiene.

Mutter nahm mich zum Abschied fest in den Arm. »Mach keinen Unsinn.« Sie schluchzte auf. Ich schwieg. Vater schaute teilnahmslos, wir verabschiedeten uns mit einem kurzen Nicken und ich war froh, als sich die Tür des Zimmers hinter mir schloss. Als Erstes zog ich die Postkarte aus meiner Tasche, die ich einmal bei einem Schulausflug im Museum gekauft hatte. Sie zeigte einen Dackel, den Picasso wohl mit nur einem Strich gezeichnet hatte, was ich sehr faszinierend fand. Ich konnte nicht sagen, warum ich sie so mochte. Picasso hatte mich bislang nie angesprochen. Vielleicht war es die Einfachheit, der Minimalismus, mit der er etwas darstellen konnte. Mit einer Reißzwecke pinnte ich die Karte an die Wand über meinem Kopfkissen.

Meine wenigen Habseligkeiten passten ohne Probleme in den Schrank und ich richtete gerade die Bügel symmetrisch aus, als zwei Mädchen fröhlich plappernd in das Zimmer stürmten und sich als Annika und Tina vorstellten. Sie waren Freundinnen. Ihre grelle Fröhlichkeit erschlug mich förmlich, nahm mir jeden Raum zum Sein, drängte mich in das untere Stockbett, das sich wie eine sichere Höhle anfühlte, von der aus ich den Trubel beobachten konnte. Die erste Nacht war unruhig. Die Angst vor der Zeit, die nun vor mir lag, brachte mich um meinen Schlaf.

Am nächsten Morgen versammelten wir uns in einem Klassenraum. Man überreichte uns Kleidchen, die mich mit ihrem verblassten blau-weißen Streifenmuster stark an Sträflingskleidung erinnerten. Sie reichten mir exakt bis zu den Knien, doch wenn ich mich darin bückte, gewährte ich meinem Gegenüber unfreiwillig einen Blick vom Hals bis zu den Zehen. Wir bekamen ein weißes, dreieckiges Tuch und eine Handvoll Stecknadeln gereicht. Der gestärkte Stoff musste nun ein paar Mal gefaltet und mit den kleinen Nadeln befestigt werden, dann hatten wir ein quadratisches Häubchen, welches über dem streng geflochtenen Zopf festzustecken war. Abgerundet wurde dies durch unser Namensschild, das uns als Schwesternschülerinnen auswies. Zur Sauberkeitskontrolle der Fingernägel streckten wir artig die Hände aus. Nagellack und Schmuck waren natürlich verboten, Arbeit und Fleiß unsere einzige Zier. Alle machten ein stolzes Gesicht, denn jetzt begann unsere Zukunft. Ich hoffte indes, bald ein Zeichen zu entdecken, um daran erinnert zu werden, dass wir uns noch immer im einundzwanzigsten Jahrhundert befanden.

Fortan regelte der detaillierte Stundenplan jede Minute. Mit bleischweren Füßen schleppte ich mich nun beinahe täglich von Zimmer zu Zimmer, schob den rasselnden Metallwagen voller Tabletts über den Gang der Station für Innere Medizin. Die schwer steuerbaren Räder quietschten auf dem Linoleumboden. Linoleum, grau. Grau in grau und leicht zu reinigen, wie alles hier. Man musste sich mit dem ganzen Gewicht gegen den Wagen stemmen, um ihn vorwärts zu bewegen. Mit einem angestrengten Lächeln klopfte ich an jede Tür, verteilte die geschmacksarme Krankenhauskost, richtete Patienten auf, schob Löffel voll Brei zwischen altersschwache Lippen.

Ich wusch, die strengen Vorschriften befolgend, kranke Menschen. Erst das Gesicht, dann Rumpf und Gliedmaßen. Jeder Teil des Körpers hatte einen dazugehörenden Waschlappen, die keinesfalls vertauscht werden durften. Ich wechselte schmutzige Kleidung, Bettwäsche, sorgte und pflegte. Immer zu langsam, immer hinter dem Arbeitsplan herhinkend. Das, was mich so langsam machte, war mein Anspruch an absolute Perfektion. Ich wischte nicht über den Tisch, ich reinigte ihn gründlich. Was ich machte, tat ich sehr bewusst und genau.

*

Jeder Patient hatte seine Sorgen und Ängste, die er uns mitteilte. Und sie wogen Tonnen. Am schwersten aber war der täglich erfolgende Einsatz im Krankenzimmer einer älteren Frau, die aufgrund ihrer Demenz nicht mehr Herr ihrer Wahrnehmung war. Sie verließ das Bett nie. Betrat ich mittags das Zimmer, flehte sie mich an, ich solle doch bitte die Katzen entfernen, der Raum sei voller Katzen und sie wisse gar nicht mehr, was sie dagegen tun solle. Ich war verunsichert, klappte die Tischplatte ihres Nachttisches aus und stellte das Tablett darauf ab.

»Heute gibt es Kartoffelsuppe. Vorsicht, ich stelle jetzt Ihr Kopfteil nach oben.«

Sie starrte mich an und es war deutlich zu erkennen, dass sie fürchterliche Ängste ausstand.

»Schwester, bitte. Nehmen Sie die Katzen aus meiner Suppe.«

Jetzt nur nicht lachen. Nicht. Lachen. Ich drückte, ein Husten vortäuschend, auf die Klingel, um eine examinierte Schwester zu Hilfe zu holen.

»Da sind keine Katzen. Sie müssen jetzt etwas essen!«

Sie weinte. Die Tür wurde aufgerissen und die Stationsschwester schaute hinein. »Das übliche Problem?«

Ich nickte.

»Ignoriere das. Sieh lieber zu, dass sie was isst.«

Sie verschwand wieder und ich stand ratlos neben dem Bett der Frau, die nach meiner Hand griff.

»Die Katzen! Sie müssen die Katzen wegmachen! Bitte helfen Sie mir.«

Hilflos hielt ich ihr einen gefüllten Löffel vor die Lippen, doch sie war nicht bereit, sie zu öffnen. Nach einigen weiteren Bitten und Versuchen meinerseits verließ ich unverrichteter Dinge das Zimmer. Das schlechte Gewissen, ihr nichts zu essen gegeben zu haben, begleitete mich den Rest des Tages. Es ließ mir keine Ruhe, ebenso wenig wie die Verzweiflung, ihr nicht helfen zu können.

»Elisabeth, wechsele die Säcke für die Kochwäsche aus!«

Ich flitzte in den Wäscheraum. Farblich unterschiedliche Behälter halfen, die täglich anfallenden Wäscheberge vorzusortieren. Nun musste ich die blauen Plastiksäcke aus dem Ständer zerren und durch leere ersetzen.

»Warum heißt das eigentlich Kochwäsche? Verdampft Wasser nicht bei hundert Grad?«

Die Stationsschwester lachte auf.

»Hundert Grad? Du denkst, sie wird bei hundert Grad gewaschen?«

Sie wandte sich an einen vorbeilaufenden Arzt: »Haben Sie das gehört? Sie denkt, Wäsche wird bei hundert Grad gewaschen!«

Uninteressiert eilte dieser weiter, doch mein Gesicht nahm die Farbe der signalroten Säcke für kontaminierte Wäsche an.

Die Nachmittage waren für den Unterricht vorgesehen. Ich war nur mäßig aufmerksam. Interessierte mich ein Thema, schaffte ich es, innerhalb sehr kurzer Zeit sehr viel Wissen darüber anzuhäufen und zu einem kleinen Experten zu werden. Empfand ich den Lernstoff jedoch als fad, konnte ich noch so viel lernen, er wollte nicht in meinem Kopf bleiben.

Warum wir im Gesellschaftsunterricht zum Beispiel die Funktionsweise einer Orgel lernen mussten, erschloss sich mir nicht, doch offenbar war ich die Einzige, die die Logik dahinter nicht verstand. Laut dem Lehrpersonal waren diese Informationen essenziell wichtig, könnte uns doch jederzeit ein Patient danach fragen. Und wer will da schon mit Unwissen auffallen?

Doch bei der wichtigsten Lektion versagte ich vollständig: Die Abgrenzung vom Patienten, die Abschottung vom Leid anderer, den Aufbau innerer Mauern. Professionalität. So kostete mich jeder Kontakt, jedes Gespräch, jede Aufgabe viel von der Kraft, von der ich anscheinend sehr viel weniger besaß als meine Mitschüler. Ich war stets bemüht, bis zur völligen Erschöpfung und weit darüber hinaus.

Abends kroch ich wie ein verwundetes Tier in meine Betthöhle und das Kichern und Tuscheln von Annika und Tina fühlte sich an, als würde man Nadeln in mein ohnehin schon schmerzhaft wundes Gehirn bohren. Nichts wünschte ich mir mehr als das Alleinsein. Stille. Den wohltuenden Rückzug, der mir so lange schon fehlte.

Aus dem Gemeinschaftsraum hörte man Mädchen singen. Eine von ihnen hatte ihre Gitarre mitgebracht. Wie ich dieses Geklimpere verabscheute. Es scheint ein Naturgesetz zu sein, dass sich in christlichen Gruppen immer mindestens eine Person mit einer Gitarre im Gepäck befindet. Ich vermute, das Instrument manifestiert sich wie aus dem Nichts, sobald mehr als drei Mitglieder einer Kirchengemeinschaft aufeinandertreffen.

Bald war es wieder so weit. Pünktlich zur Mittagszeit auf der Station wurden die Tabletts verteilt. Ich stand vor dem Zimmer der Katzen-Frau.

Klopfte zaghaft. Trat ein.

»Ihr Mittagessen. Haben Sie Hunger?«

Sie schlummerte, den Körper von der Tür abgewandt. Das Tablett abstellend berührte ich sie leicht an der Schulter.

»Aufwachen. Es ist schon heller Tag.«

Seufzend öffnete sie ihre Augen. Ich half ihr, sich aufzusetzen, verstellte das Kopfteil des Bettes und platzierte ein Kissen in ihrem Rücken.

»Schon wieder Suppe? Warum gibt es immer nur Suppe?«
Ich zuckte mit den Schultern.

»Aber bitte, Schwester, schaffen Sie die Katzen hier raus. Wir können uns kaum bewegen vor lauter Katzen!«

Meine Hoffnung, es würde mir ein Mal erspart bleiben, zerbrach fast hörbar. Ihre Bitte schnürte mir die Kehle zu und ließ mich bleiern werden. Diese lähmende Hilflosigkeit hasste ich wie nichts auf dieser Welt.

»Scheuchen Sie die Viecher doch einfach raus!«

Ignorieren. Ich soll derartige Halluzinationen ignorieren, das wurde mir mehrfach gesagt und ich stellte es nie infrage, so wie die meisten Anweisungen, die ich erhielt. Was weiß ich denn schon im Gegensatz zu den ausgebildeten Fachkräften?

Der Blick der Patientin lag unerträglich schwer auf mir. Still legte ich den Löffel beiseite und öffnete die Fensterflügel. Laue Herbstluft tastete sich in den Raum. Ein Blick über meine Schulter zeigte mir ein Lächeln und ich fasste Mut. Mit wedelnden Armen lief ich durchs Zimmer, von Ecke zu Ecke und scheuchte unsichtbare Tiere vor mir her.

»Schu! Schu! Raus mit euch!«

Die imaginäre Katzenherde vor mir hertreibend, bewegte ich mich immer wieder auf das Fenster zu. Meine improvisierte Choreografie wurde untermalt vom begeisterten Lachen der dementen Frau.

»Was soll der Lärm? Was ist hier los?«

Die Stationsschwester stürmte wütend hinein, stieß Schimpftiraden aus.

»Was ist das hier für ein Affenzirkus? Sofort ins Schwesternzimmer, Elisabeth! Was bildest du dir ein!«

Wut traf es nicht. Es war Resignation, die ich nach dem Gespräch fühlte. Ich wollte toben, wusste jedoch, dass es nichts brächte. Mit gesenktem Blick schlich ich durch das Klinikgelände Richtung Wohnheim.

*

»Du siehst aus, als könntest du eine Zigarette brauchen.«
Aus dem Schatten des Wäschereigebäudes hielt mir jemand ein rotes Päckchen entgegen.
»Komm schon. Du musst weiter vom Gehweg fort, sonst erwischt dich einer der Pinguine.«
Die Flamme seines Feuerzeuges erhellte kurz unsere Gesichter. Unsicher versuchte ich, seine Körperhaltung nachzuahmen und ebenso locker zu erscheinen, gab aber offenbar ein sehr trauriges Bild ab, denn er musterte mich nur kurz.
Der Zigarettenrauch brannte in meinen Lungen, trieb mir Tränen in die Augen und ließ mich husten.
»Nichtraucher, hm? Das wird schon noch.«
Ich glaubte, ich hatte ihn schon einmal auf der Station gesehen, er war einer der unzähligen Zivildienstleistenden, die hier arbeiteten und meist alle anfallenden Botengänge und Laufarbeiten übernahmen.
»Du bist süß. Offenbar stumm, aber süß.«
Er lachte, warf seinen Zigarettenstummel fort und ging, nicht ohne sich nach einigen Schritten noch einmal umzudrehen und zu sehen, wie ich, keinen Zentimeter von der Stelle weichend, noch immer nach Worten rang.
Als ich tags darauf das blecherne Ungetüm durch die Station schob und mit dem letzten Essenstablett das gefürchtete Katzenzimmer betrat, sah ich mich einem missgelaunten Mann gegenüber, dessen Arm an eine Infusion angeschlossen war.

»Na endlich!«, brummte er. »Wurde ja auch Zeit. Ich dachte schon, ihr wollt mich verhungern lassen.«

Ich knallte das Tablett auf den Tisch und taumelte hinaus. Damit hatte ich nicht gerechnet und ich wusste nicht, was ich denken oder fühlen sollte.

»Hey! Schwester! Schwester?«

*

Auffällig oft trieb ich mich in der letzten Zeit zwischen den Wirtschaftsgebäuden herum und trotzdem erschrak ich sehr, als ich endlich seine Stimme hörte.

»Hey, stummes Mädchen! Zigarette?«

Betont desinteressiert schauend, stellte ich mich neben ihn.

»Na, hast du geübt?«

Mein Gesicht nahm augenblicklich die Farbe seiner Gauloises-Schachtel an. »Gehst du eigentlich mal aus?«

Ich schüttelte den Kopf.

»Um zwölf wird das Tor abgeschlossen.«

»Und?«

Er musste mich für sehr dumm halten, denn schon wieder lachte er über mich und dieses Gefühl der Scham brannte schmerzhaft in meinem Bauch. Dass er mich wieder kommentarlos stehen ließ, wunderte mich daher nicht.

*

Der Alltag entwickelte sich zunehmend zur Qual. Das Geräusch des Weckers am Morgen war kaum zu ertragen und ich funktionierte mehr, als dass ich bewusst lebte. Als wäre ich in einer falschen Realität gefangen, stolperte ich durch die Tage und Wochen und eilte wie ein Schatten den anderen Schülerinnen hinterher.

Das Gefühl des Ausgeschlossenseins spürte ich nur unterbewusst. Eigentlich war es mir auch recht, von den anderen ignoriert zu werden. Auf die freiwilligen Aktivitäten im Altenheim hatte ich ebenso wenig Lust wie auf die Mitgestaltung der wöchentlichen Gottesdienste; meine Außenseiterrolle akzeptierte ich gern. Oft war ich zu müde und kraftlos, um nach der Arbeit und dem Unterricht überhaupt noch an Unternehmungen teilzunehmen. An die gelegentlichen, stets zufälligen Treffen mit dem Zivi klammerte ich mich jedoch, als wären sie eine Art Sicherheitsseil, kurze Momente in einer anderen Welt, die ich als sehr wertvoll empfand. Langsam fasste ich Vertrauen zu ihm und erzählte ihm mehr und mehr: wie schwer mir die Ausbildung fiel und wie einsam ich mich zwischen all den anderen fühlte.

Mein Interesse an Männern war bisher größtenteils theoretischer Natur, doch der Gedanke, diesen Mann zur Umsetzung eines Plans zu nutzen, der mich seit einiger Zeit beschäftigte, ließ mich nicht los.

Den ersten Kuss, der für die meisten Mädchen ein großartiges Ereignis sein soll – so berichten es jedenfalls entsprechende Zeitschriften –, erlebte ich als sehr unangenehm. Ich war vierzehn. Wir waren auf der Rückfahrt von einer Kirchenfreizeit und spielten in einem kleinen Abteil des Eisenbahnwaggons Wahrheit oder Pflicht. Als ich mich für die Pflicht entschied, verlangte ein anderes Mädchen lachend, dass ich einen der mitreisenden Jungen küssen sollte. Und zwar ausgerechnet jenen mit den riesigen Froschlippen, die er daraufhin zu einem gigantisch großen Grinsen verzog. Während er seine vulgär großen Lippen auf meine presste, konnte ich nur enttäuscht daran denken, dass das also für immer mein erster Kuss sein würde. Es war ekelig und abstoßend, kein bisschen romantisch oder gar aufregend. Alles, was man darüber in Büchern und Zeitschriften las, schien mir erfunden. Weitere Experimente dieser Art schloss ich daher bis auf Weiteres aus.

Doch nun war ich bereits siebzehn und zahlreiche Statistiken besagten, dass dies das Alter war, in dem normale, durchschnittliche Jugendliche weitere körperliche Erfahrungen sammelten. An Normalität hatte ich, die immer anders war als Gleichaltrige, ein großes Interesse. Ich empfand es als sehr wichtig, so normal wie möglich zu sein beziehungsweise so zu sein, wie ich es für normal hielt.

Wie genau man aber diese altersgerechten Schritte macht, war mir allerdings ein Rätsel. In diesen Momenten wünschte ich mir nichts mehr als eine Freundin, mit der man über all das sprechen konnte, doch Freundschaften waren etwas, das mir noch nie gelungen war. Ich verstand weder, wie man sie aufbaute, noch, wie man sie pflegte. All diese Regeln, die alle Menschen kannten bis auf mich und über die doch niemand sprach, die mir niemand erklären konnte. Das entbehrte jeglicher Logik.

Meine große Schüchternheit machte es mir bei diesem bestimmten Anliegen besonders schwer. Wie bei allen bevorstehenden Gesprächen ging ich jeden möglichen Verlauf Hunderte Male im Kopf durch und malte mir jede nur denkbare Reaktion aus. Das war natürlich wenig effektiv und verunsicherte oft mehr, als es half. Doch diese Strategie gaukelte mir irgendwie auch ein Gefühl der Sicherheit vor und ich glaubte, dadurch auf alles vorbereitet zu sein.

Ich wartete hinter dem Wohnheim auf ihn. Dort trafen wir uns seit einigen Wochen regelmäßig. An die Mauer gelehnt saßen wir im Schatten und wähnten uns unbeobachtet.

Seine Zigaretten machten mir schon lang nichts mehr und irgendwie begann ich, diesen schmutzig-rauchigen Geschmack im Mund zu mögen, verband ich ihn doch mit etwas Wünschenswertem.

»Kann ich dich was fragen? Ohne, dass du lachst?«

Er nickte, den Blick auf den Rasen gerichtet. So war es mir auch lieb, ich mochte es nicht, wenn man meinen Blick suchte, besonders, wenn ich so unsicher war.

Ich schwieg. Mehrere Ewigkeiten lang. Oder nur eine Minute. Es fühlte sich gleich an.

»Sag schon.«

Was soll schon passieren, dachte ich mir. Wenn er mich auslacht, kann ich ihm noch immer aus dem Weg gehen und wenn er es jemandem erzählen sollte, dann leugne ich es einfach. Also Augen zu und durch.

»Würdest du mit mir schlafen? Ich habe das noch nicht gemacht und würde gern wissen, wie das so ist.«

Kaum hatte ich diesen Satz ausgesprochen, hustete er wie wild. Mit dieser Reaktion hatte ich nun nicht gerechnet.

»Ist das dein Ernst? Ich meine ...«

»Na ja, ich habe lange darüber nachgedacht und glaube, das würde gut funktionieren. Immerhin verstehen wir uns und ich gehe davon aus, wir haben die entsprechenden körperlichen Merkmale, um das auch umzusetzen.«

»Mit Romantik hast du's nicht so, oder?«

Wie Romantik in diesem Vorhaben Platz finden sollte, verstand ich nicht, schließlich waren wir ja nicht verliebt oder gar ein Paar. Mir ging es lediglich darum, diesen notwendigen Akt auszuführen, um zu wissen, wie er funktioniert und was man dabei von mir erwartet.

»Ich möchte gern lernen, wie das geht. Also Sex.«

Er atmete laut aus.

»Du bist wirklich merkwürdig. Und du weißt nicht einmal, wie ich heiße.«

In all den Wochen war es mir tatsächlich nie in den Sinn gekommen, nach seinem Namen zu fragen. Namen, Gesichter, all das merkte ich mir nur mit Mühe. Mein Gehirn speicherte die Personen offenbar auf eine unübliche Art und Weise ab. Ich setzte Menschen, mit denen ich regelmäßig zu tun hatte, in Verbindung mit den Orten, an denen ich sie sah, und den Tätigkeiten, die sie dorthin führten. Traf man sich in einem anderen Kontext, erkannte ich sie in der Regel auch nicht wieder. Über diese Gesichtsblindheit hatte ich mir aber nie weitergehende Gedanken gemacht, für mich war sie ja normal.

»Und wie heißt du?«

Lachend stand er auf und ging. Erst Minuten später bemerkte ich, dass er mir die Antwort auf meine Bitte schuldig blieb, und ich schämte mich unfassbar, ihn überhaupt gefragt zu haben.

*

In meinem Zimmer erwarteten mich bereits Annika und Tina, die Horrorfilm-Version von »Hanni und Nanni«. Sie erzählten mir, dass Schwester Gerda mich sprechen wollte. Sie machte sich Sorgen, dass ich mich zu sehr abkapselte, und auch sie selbst fänden, ich sollte mir doch wirklich mehr Mühe geben. Ich nickte nur müde und machte mich auf den Weg, um die Diakonisse zu suchen.

*

»Also, Elisabeth«, begann Schwester Gerda, mir einen Platz in der Küche anbietend. »Wir beobachten dich hier nun schon eine Weile und was wir da sehen, gefällt uns nicht.«
Ich fragte mich, ob ich nun ebenfalls sagen sollte, dass ich wenig begeistert bin, zog es dann aber vor zu schweigen. Mit Schweigen, so meine Erfahrung, macht man am wenigsten falsch.
»Wenn du dich nicht wesentlich in die Gruppe einbringst, wird es schwer für dich. Wir wollen keine Einzelgänger.«
Als ob man sich das Einzelgänger-Dasein aussuchen könnte! Frustriert starrte ich auf die Tischplatte, die aus vierundzwanzig lackierten Brettern zusammengesetzt war. Vierundzwanzig ist eine gute, schöne Zahl. Alle geraden Zahlen empfand ich als angenehm, sie erschienen mir ordentlich und aufgeräumt. Ungerade Zahlen, Primzahlen ausgenommen, fühlten sich immer merkwürdig an. Ich mied sie, setzte mich nicht in Kinositze mit ungerader Nummer oder kaufte eine ungerade Anzahl Äpfel. Vierundzwanzig. Zwei und vier. So könnte eine natürliche Zahlenfolge beginnen. Oder eine Exponentialfunktion, deren Abbildung f(x)=2*2x-1 ist.
»Elisabeth, hörst du mir zu?«
Ich nickte, noch ganz in Gedanken versunken.

»Bring dich ein, oder es wird Probleme geben. Hast du mich verstanden?«

Eine Antwort gab ich ihr nicht, auch meinen Mitbewohnerinnen nicht, als sie fragten, wie denn das Gespräch verlaufen sei.

Müde bummelte ich über den Stationsflur Richtung Ausgang. Gerade fand der Schichtwechsel statt, alle Schwestern befanden sich in den Patientenzimmern und ich durfte gehen.

»Hey, Mädchen, komm her!«

Die Stimme aus dem Stationszimmer ordnete ich sofort dem namenlosen Zivi zu und ich erschrak. Unsere letzte Begegnung hatte ich noch nicht verarbeitet und hoffte daher sehr, ihm vorerst nicht zu begegnen. Er packte mich am Arm, zog mich hinein und schloss schnell die Tür hinter mir. Mit einer Hand drückte er mich gegen sie und zerdrückte mein Häubchen am Hinterkopf, mit der anderen griff er mein Kinn. Vorsichtig, fast behutsam küsste er mich. Ich war erstaunt, wie schön sich das anfühlte, wie sehr ich es genoss. Sein Mund löste sich von meinem, was mich enttäuscht seufzen ließ. Er fasste um meine Taille, ertastete meinen unter dem weiten Dienstkleid verhüllten Körper, fuhr fast beiläufig über meine Brüste.

»Dein Plan, der ist gut. Das sollten wir machen.«

Mit großen Augen sah ich ihn an.

»Und wie …«

»Alex.«

»Willst du nicht auch meinen Namen wissen?«

»Du trägst ein Namensschild. Ich kannte ihn von Anfang an«, lachte er.

Daran hatte ich überhaupt nicht gedacht. Am liebsten wäre ich im Boden versunken. »Wann hast du Zeit? Wann bist du allein?«

Das Wohnheimzimmer für mich allein zu haben, war ein seltener Genuss und ich musste nun auf ein perfektes Timing achten. Ich kannte die Abendaktivitäten der anderen, aber die Gefahr, dass sie einmal früher zurückkommen, bestand trotzdem. »Ich melde mich morgen krank. Nach deinem Dienst kommst du einfach ins Wohnheim.«

Vor Aufregung war mir ganz übel. Meine Gedanken kreisten nur noch um das, was morgen passieren sollte.

Im Gemeinschaftsbad Zuflucht suchend, sah ich in den Spiegel. Ich hasste meinen Körper. Er war zu groß, zu dick und irgendwie unförmig. Nichts an mir war anziehend. Ich war überzeugt, dass Alex sich nur aus Mitleid dazu bereit erklärt hatte, mit mir zu schlafen.

Eine andere Schülerin betrat das Bad, ohne mich zu beachten. Sie entkleidete sich und stellte sich unter eine der Duschen. Gedankenverloren beobachtete ich ihre Reflexion im Spiegel. Sie hatte wunderschöne, tropfenförmige Brüste, die mir makellos erschienen und die Schwerkraft ad absurdum führten. Fasziniert konnte ich meinen Blick nicht von ihnen abwenden. Warum konnte ich nicht so aussehen? Warum war ich nur so unglaublich … falsch?

»Warum starrst du mich so an? Spinnst du? Das ist ja ekelhaft!«

Wütend riss die Beobachtete ihr Handtuch an sich. Ich floh beschämt nach draußen.

*

Ihre heftige Reaktion zeigte mir, dass ich mir wieder einmal einen Fauxpas geleistet hatte. Das passierte mir häufiger, als mir lieb war, und auch heute bin ich nicht davor gefeit. Die zwischenmenschliche Kommunikation mit ihren verschiedenen Ebenen habe ich nie begriffen; was man mir nicht direkt auf der Kommunikationsebene mitteilt, entgeht mir meist. Doch was war das Problem in dieser speziellen Situation? Ich sah doch nur irgendwohin, während ich meinen Gedanken nachhing. Dass sich dieses Irgendwo ausgerechnet auf ihrem Torso befand, schien mir nicht weiter schlimm zu sein, und ich hatte ja nur positive Assoziationen, während ich dorthin blickte. Vielleicht hätte ich es ihr mitteilen sollen, hätte zum Ausdruck bringen sollen, dass ich sie schön fand.

Oft fühlte ich mich, als sei ich eine Außerirdische, die versehentlich auf der Erde gelandet war und nicht mehr von hier wegkam. So fremd erschienen mir Menschen und ihre Gepflogenheiten. Ich musste mühsam lernen, was andere einfach wussten. Ich musste mich einer fremden Art anpassen und vortäuschen, eine von ihnen zu sein, um mein Leben ein wenig zu vereinfachen.

Wie hilfreich wäre es, jemanden zu haben, mit dem ich solche Probleme besprechen konnte. Andere Menschen hielten mich sehr schnell für dumm und begriffsstutzig, und lachten sehr darüber, wenn ich die einfachsten Dinge nicht wusste.

Meine Mitbewohnerinnen konnte ich jedenfalls nicht fragen, waren sie doch nicht mehr als ein Störgeräusch. Eine Art Rauschen, so wie ich die meisten Menschen wahrnahm: herumwuselnde Schatten, die unzusammenhängende Informationen von sich gaben und stets ihre Befindlichkeiten in die Welt schreien mussten, in der Hoffnung, damit auf Liebe und Wohlgefallen zu stoßen.

Dass ich die Gesichter von Personen nun mal nicht richtig erkennen konnte, unterstützte diese geisterhafte Wirkung noch. Gesichtszüge sind wie hautfarbene Nebel, sie verschleiern etwas, was ich nur schemenhaft erahnen kann, und im nächsten Augenblick habe ich schon vergessen, was da eigentlich zu sehen war.

Ich wusste nicht, wie viele Minuten mit diesen Überlegungen vergangen waren, als ich langsam und traurig zurück in mein Zimmer schlich, vorbei an tuschelnden Mädchen, die ich nur aus den Augenwinkeln wahrnahm.

»Bist du eine Lesbierin?«, fragte Annika, als ich die Tür hinter mir schloss.

»Was?«

»Na ja, bist du verliebt in Frauen?«

Ich war verwirrt.

»In alle?«

Tina, deren Gesicht Ekel ausdrückte, mischte sich ein: »Also ich glaube ja schon. Ich weiß genau, was da vorhin im Bad passiert ist.«

»Was ist denn passiert?«, fragte ich verunsichert.

»Na, du hast sie angemacht.«

Das ließ mich stutzen. Hatte ich das? Aber ich hatte doch kein Wort zu ihr gesagt.

»Ich will nicht mit dir in einem Zimmer wohnen, wenn du lesbisch bist. Dann muss ich ja die ganze Zeit Angst haben, dass du mich anfasst!«

Diese groteske Situation trieb mir die Tränen in die Augen.

Alles, was sich in den letzten Tagen und Wochen angestaut hatte, brach auf einmal aus mir heraus.

»Das stimmt doch alles gar nicht, das ist doch nicht wahr!«, schluchzte ich erstickt. Annika ging zu meinem Bett, griff sich die Postkarte mit Picassos Dackel und zerriss sie. »Du stehst doch eh auf komisches Zeug. Also mich würde das nicht wundern.«

Wie mich das verletzte. Ich griff nach den Papierfetzen, stürmte zu meinem Bett und weinte so heftig und lang wie schon sehr lang nicht mehr. Ich konnte mich einfach nicht beruhigen. Annika und Tina beobachteten mich besorgt, wie ich mich, die zwei Hälften der Karte fest in der Hand haltend, dieser Ventilreaktion meines Körpers hingab. Irgendwann musste ich eingeschlafen sein, denn als ich wieder zu mir kam, dämmerte es bereits.

Ich teilte meinen Mitbewohnerinnen und der Stationsleitung mit, dass ich mich sehr krank fühlte und deshalb an Arbeit und Schule nicht teilnehmen konnte. Ich blieb bis mittags in meinem Bett, das sich in dem nun leeren Zimmer so wunderbar sicher anfühlte. Die Ruhe war eine Wohltat für meine wunden Sinne und ich dämmerte lang im Halbschlaf dahin, bis es plötzlich heftig an der Tür klopfte. Schwester Gerda, wie immer in Ordenstracht und mit Häubchen, das im Gegensatz zu unseren kastenförmigen Häubchen in Falten lag, betrat den Raum und setzte sich an den Tisch.

»Es gibt schon wieder Ärger mit dir, habe ich gehört?«

Sie klang wenig amüsiert. Ich rieb mir missmutig die Augen, ein Gespräch war das Letzte, das ich jetzt brauchen konnte.

»Unter den Mädchen kursiert ein ziemlich böses Gerücht. Weißt du davon?«

Ich konnte mir denken, worauf sie anspielte, schüttelte aber trotzdem stumm den Kopf.

»Sie sagen, du wärst ... Also du hättest ...«

So unangenehm die Situation auch war, ihr Drucksen amüsierte mich. Sie starrte angestrengt ins Nichts und überlegte.

»Auf jeden Fall dulden wir hier so etwas Widernatürliches nicht. Und wenn sich das nicht legt, solltest du mit dem Pfarrer sprechen. Wir werden für dich beten«, sagte sie, während sie sich rasch wieder erhob und beinahe schon den Eindruck machte, fliehen zu wollen.

Vor der Tür stieß sie fast mit Alex zusammen, der offenbar früher von seiner Station entwischen konnte, und ich glaubte langsam, aber sicher, mich in einem verdammt schlechten Film zu befinden.

»Junger Mann, haben Sie sich verlaufen? Das hier ist ein Mädchenwohnheim! Ich bringe Sie besser mal nach draußen.«

Ihn am Arm gepackt, rauschte die Diakonisse davon und ich stellte mir unwillkürlich vor, sie sei ein Dampfer der Rechtschaffenheit im schmutzigen Meer der vermeintlichen Tugendlosigkeit heranwachsender Mädchen. Er warf mir einen Blick über die Schulter zu und zuckte hilflos mit den Achseln. Traurig war ich darüber nicht. Ich stand nur auf, um die Zimmertür mit dem Fuß zuzustoßen und verkroch mich sofort wieder unter meiner Decke.

KAPITEL 2

VERHÄNGNIS

VOR ELF JAHREN – ALTER: 17

Die Handflächen auf die Ohren gepresst lag ich noch immer unter der mich schützenden Decke. Trotzdem nahm ich die gedämpften Geräusche der Menschen wahr, die durch dieses Gebäude liefen. Das Haus schien niemals wirklich zur Ruhe zu kommen, so wie auch ich niemals wirklich zur Ruhe kam. Das Klappern von Absätzen auf dem alten Boden, auf- und zufallende Türen, dieser überall präsente Geruch von Desinfektionsmittel und scheinbar nie verstummendes Reden und Lachen.

Ich hatte das Gefühl, ein Fremdkörper, ein Tumor zu sein, unerwünscht und falsch. Ein Geschwür, das sich in diesem gut funktionierenden Organismus eingenistet hatte und das man eigentlich entfernen sollte. Erschöpft schlief ich über diesen Gedanken ein und versank in wirre Träume.

*

Im Traum jagten mich weiß vermummte Gestalten mit riesigen Skalpellen durch endlos lange, schummrige Krankenhausflure, sie wollten mich fassen und töten. Flackerndes Licht und merkwürdiges Flüstern ließen den Ort noch bedrückender wirken. Ich rannte, hetzte, wollte ihnen entkommen, musste ja irgendwie überleben! Doch meine Verfolger waren mir dicht auf den Fersen. Ich konnte beinahe ihren Atem hören, obwohl mir das Adrenalin und die Angst donnernd durch die Adern rauschten. Ich musste fliehen …

*

»Sie ist nicht krank, oder? Sie tut doch nur so.«

»Wir könnten ihre Hand in Wasser tauchen. Du weißt doch, was dann passiert.« Unterdrücktes Kichern holte mich wieder in die Realität. Ich schlug die Augen auf, erleichtert darüber, dass ich wohl nur böse geträumt hatte, und sah geradewegs in Tinas pausbäckiges Gesicht mit den großen, fragenden Augen.

»Geh weg von mir!«, fuhr ich sie müde und gereizt an. Zumindest jetzt tat sie mir den Gefallen, sich auf ihr eigenes Bett zurückzuziehen.

»Was wollt ihr eigentlich von mir? Warum kann ich nicht eine Sekunde lang für mich sein?«

Die Erschöpfung, diese Müdigkeit zerstörten mich. Ich wusste nicht, wie ich mich wehren sollte, fühlte mich in die Ecke gedrängt wie ein verwundetes Tier, unfähig, sich selbst zu helfen. Ständig wollte jemand etwas von mir. Permanent und am liebsten sofort. Die beiden. Die Schwestern. Alex. Die Patienten. Ich hielt es nicht mehr aus. Der Lärm wurde zur Kakofonie. Unerträglich.

Ich fing an zu schimpfen und zu schreien. Schrie alles heraus. Alles, was sich über die Wochen und Monate angestaut hatte. Schrie heraus, wie sehr ich ihre heile Welt hasste. Ihre Fröhlichkeit, ihre Perfektion, ihr Grinsen und ihre Grimassen. Wie sehr ich darunter litt, keinerlei Privatsphäre zu haben, und wie mich dieser Zwang zur Gemeinschaft quälte. Meine Fäuste trommelten wieder und wieder auf den kleinen Tisch, die Fingernägel bohrten sich dabei tief in meine Handflächen.

Ich verlor immer mehr die Kontrolle über mich selbst. Rotz lief mir aus der Nase, mein Hals schwoll vom vielen Heulen immer weiter zu, mein Atem ging immer hektischer.

»Lasst mich doch einfach in Ruhe! Lasst mich in Ruhe!«, flehte ich sie an. Undeutlich, verheult, hysterisch, verrotzt. Ich brach zusammen. Setze mich auf den Boden, ließ mich langsam zur Seite sinken.

Da lag ich nun. Elend. Am Ende. Annika hatte die Szene schweigend beobachtet, in ihrem Gesicht spiegelten sich Unverständnis und Entsetzen. Tina saß nur da und starrte. Beide waren offensichtlich genauso hilflos wie ich.

*

Am nächsten Tag war ich noch immer vollkommen erschöpft. Manchmal glaubte ich, diesen Zustand mit mir herumtragen zu müssen wie einen Mantel aus Blei. Einen Mantel, passgenau wie eine zweite Haut, den ich nicht ausziehen konnte und der mich unablässig niederdrückte. Ich verstand nicht, warum mich das alles so unendlich fertigmachte. Verstand nicht, warum all die anderen Mädchen offensichtlich so unendlich viel mehr Energie hatten als ich und was es war, das mich so erbarmungslos ins Abseits drängte.

*

Natürlich ging auch bei der Arbeit alles schief. Beim morgendlichen Vorbereiten der Medikamente im Schwesternzimmer glitten meine Gedanken immer wieder davon.

»Hast du das Antibiotikum in die Infusionslösungen gespritzt? Du bist heute so langsam. Das sollte schon lange vorbereitet sein!«

»Ich … ich weiß nicht. In diese schon. Oder …«

Jetzt wurde die Schwester langsam zornig.

»Hast du die fertigen Infusionen denn nicht gekennzeichnet? Meine Güte, selbst ein Idiot würde das hinbekommen!«

Ich hatte keine Ahnung mehr, was ich schon vorbereitet hatte und was nicht. Die Hilflosigkeit wurde zu einem Kloß in meinem Hals. Und wie so oft, wenn ich weder ein noch aus wusste, brach es aus mir heraus. Der Druck, mein Unvermögen kanalisierten sich in meinen Tränen.

»Tja. Die müssen dann wohl alle in den Müll. Weil du geträumt hast. Geh zur Seite, ich mache das selbst. Schau zu. Vielleicht lernst du es ja irgendwann.«

Zehn Minuten später schob ich die störrischen Infusionsständer über den Gang zu den Patientenzimmern. Dort hing ich sie – nun richtig gekennzeichnet und sortiert – an die venösen Zugänge der jeweiligen Patienten. Fast mechanisch tauschte ich mit ihnen die üblichen Höflichkeitsfloskeln, während ich die Tropfzahl anpasste.

Mechanisch. So stand ich diese Schicht durch, wie auch jede davor. Auf Funktion ausgerichtet. Ich hatte dabei kein

Ziel vor Augen, war nur auf das reine Durchhalten konzentriert, auf den fragilen Moment des Jetzt. Nichts durfte ihn erschüttern, sonst würde dieser ganze Mechanismus des Funktionierens in sich zusammenbrechen. Auch durfte ich nicht nach vorne schauen, denn was vorne liegt ist ungewiss und Ungewissheit macht nur Angst. Und Angst raubt mir Kraft. Doch Kraft hatte ich nicht, denn sonst hätte ich mich nicht auf das reine Funktionieren konzentrieren müssen. Ein Kreislauf. Es war ein unendlicher Kreislauf. Wieder und immer wieder. Ängstlich, kraftlos, hilflos. Meine Triade des Scheiterns.

*

»Ich muss hier mal raus. Ich fühle mich so beobachtet, das bringt mich um.«

Alex nickte.

»Ja, das ist echt nicht normal, wir sollten das heute Abend mal ändern. Ich würde sagen, wir sehen uns um halb elf. Zieh dir was Schönes an und lass dich überraschen.«

*

Aufgeregt lauschte ich am Abend den Atemzügen meiner beiden Mitbewohnerinnen. Als ich mir endlich sicher war, dass sie fest schliefen, schlüpfte ich möglichst geräuschlos in eine enge Jeans und ein Top mit dünnen Trägern. Die langen Haare band ich mir zu einem simplen Pferdeschwanz zusammen, unsicher, ob es Alex gefallen würde. Mein Ziel war es zumindest. Mich davonzuschleichen kam mir unendlich verwegen und verboten vor und ich konnte ein aufgeregtes Quietschen nicht unterdrücken, als die Wohnheimtür hinter mir zufiel.

Er wartete bereits auf mich und lächelte, als er mich auf ihn zueilen sah.

»Süß siehst du aus!«

Wie mich dieser kleine Kommentar freute!

Wir beeilten uns, möglichst ungesehen das Gelände zu verlassen. Es sei kein langer Fußweg zu diesem Club, in dem er schon öfter war, teilte er mir mit. Wohnheim und Krankenhaus waren zwar von einer Mauer umgeben und das Tor verschlossen. Aber es gab diese kleinen Seiteneingänge, hölzerne Türen, die nur von den hier Wohnenden benutzt wurden. Alex kannte eine, die auf dem unübersichtlichen Gelände nicht einsehbar war. Durch sie schlichen wir hinaus. Ich hüpfte aufgekratzt und fröhlich neben Alex her, tänzelte und kokettierte. Nach nicht ganz zehn Minuten erreichten wir bereits unser Ziel.

Kurz vor dem irgendwie heruntergekommen wirkenden Club griff er nach meiner Hand, zog mich Richtung Eingang und zahlte routiniert den Eintritt. Die Türen öffneten sich für uns. Ich hatte das Gefühl, ein neues Universum zu betreten. Stickig war es, dunkel und unfassbar laut. Die Bässe wummerten bis tief in meinem Körper, ihr Rhythmus schien sich auf mich zu übertragen, meinen Puls zu ersetzen. Überall bewegten sich Menschen, es schien, als hätten sie irgendein Ziel, wollten dies aber nicht unbedingt erreichen. Alles unterlag einer geheimnisvollen Dynamik, ergab ein Bild, das ich so noch nie gesehen hatte. Einige tanzten, so gut es auf dem engen Raum eben möglich war, viele standen an der Theke oder in den Ecken zusammen. Ich sah ein paar knutschende

Pärchen. Alle Anwesenden kamen mir vor wie ein ständiger, unberechenbarer Strom, der durch einen Raum aus Blitzlichtern, unbeschreiblichem Lärm und stickiger Luft floss. Ich war gleichermaßen fasziniert und überfordert.

Mein Begleiter schob mich Richtung Bar. Seine Lippen bewegten sich, doch keines seiner Worte konnte diese dichte Wand aus Geräuschen durchdringen, die mich umgab. Alles war gleichermaßen laut und intensiv. Ich nickte, lächelte, nickte, woraufhin er mir ein Bier in die Hand drückte, ein Zeichen mit seiner Hand machte und verschwand.

Völlig verunsichert und nicht wissend, was ich nun tun sollte, blickte ich mich in dem Raum um, dessen Dimensionen ich beim besten Willen nicht einschätzen konnte. Ein großer, massig wirkender Mann mit sehr kurzem Haar, der nur wenige Meter neben mir stand, musterte mich eindringlich und ich lächelte, unsicher, wie man in solch einer Situation reagieren soll. Ich musste schrecklich verloren gewirkt haben. Es schienen Ewigkeiten vergangen zu sein, bis sich Alex wieder an meiner Seite einfand. Ewigkeiten, in denen diese Sinneseindrücke auf mich einschlugen, mein Gehirn fluteten, meine Sinne wund werden ließen.

»Ich muss nach draußen, das wird mir zu viel!«, rief ich ihm entgegen, hoffend, er würde mich verstehen. Alex legte mir den Arm um die Taille und zog mich näher zu sich. Das war zu viel. Diese Berührung war der Reiz, der mir noch gefehlt hatte, um mich vollkommen zu überlasten. Reflexartig stieß ich ihn von mir weg.

Er stolperte etwas und schaute mich irritiert an. Ich drehte mich um und ging, doch Alex folgte mir nicht, dafür blickte mich noch immer dieser aufdringliche Typ an. Egal. Ich tapste, die Bierflasche noch schnell auf dem Tresen abstellend, durch das Gedränge und atmete erleichtert auf, als ich einen Ausgang sah. Er führte auf einen hinter dem Gebäude liegenden Parkplatz. Gedämpft hörte ich noch die Musik; es war jedoch angenehm dunkel und menschenleer hier. Außer Asphalt und Beton gab es nicht viel zu sehen. Eine Mauer neben den Mülltonnen schien mir ein idealer Ort, um mich kurz anzulehnen und ein wenig runterzukommen. Erleichtert sog ich die Nachtluft in meine Lungen und erschrak fürchterlich, als ich plötzlich den Mann auf mich zukommen sah, den ich vorhin noch arglos mit einem Lächeln bedacht hatte.

Nach einem Gespräch war mir in der jetzigen Situation weiß Gott nicht. Noch nach Ausreden suchend wunderte ich mich, wie zielstrebig er sich mir näherte und nur Sekunden später drückte er mich hart an die Wand. Sein Gesicht war viel zu nah, wirkte fratzenhaft und verstörend. Mit glasigem Blick starrte er auf meine Brüste, während er anfing, mich zu betatschen.

»Das hast du gut ausgesucht. Hier stört uns keiner. Los. Zeig mir deine Titten.«

»Nein! Lass das!« Was sollte das? Ich wollte das nicht! Warum fasste er mich an?

»Hab dich nicht so, ich habe doch gesehen, wie geil du auf mich bist.«

Sein Atem stank widerlich nach Bier, ich ekelte mich unfassbar vor diesem Kerl. Übelkeit brodelte in mir. Eigentlich sollte ich um Hilfe schreien, mich wehren, ihn treten, kratzen und alles tun, um irgendwie aus dieser Situation herauszukommen. Noch immer gegen diese Mauer gepresst, wurden mir meine Chancen, gegen ihn anzukommen, jedoch sehr klar. Egal, wie laut ich schrie: Niemand würde mich hören.

Und mich gegen diesen körperlich viel stärkeren Mann zu wehren, kam mir völlig aussichtslos vor. Ihn mit panischer Gegenwehr zu reizen schien mir zu gefährlich. Ich fürchtete, er würde dadurch nur wütend und wagte nicht, mir auszumalen, was dann geschehen könnte, wie er reagieren würde. Als er mein Oberteil herunterzerrte und mit seinen fleischigen, feuchten Händen grob nach meinen Brüsten fasste, drehte ich den Kopf zur Seite und schloss meine Augen, so fest ich nur konnte. Ich muss mich doch wehren, schrie es in mir, irgendwie muss ich mich doch gegen diesen Muskelberg wehren können! Doch mehr als ein gewimmertes »Nicht, hör auf!« kam nicht über meine Lippen.

Er zerrte an meiner Hose, riss ungeduldig daran herum. »Zieh das aus. Schnell. Mach schon.« Es fühlte sich an, als stünde ich neben mir und beobachtete fassungslos, was ich nun tat. Kaum öffnete ich wie hypnotisiert den Hosenknopf, packte er mich, als sei ich nur eine Puppe. Er drehte mich herum und drückte mein Gesicht an die kalten Steine. Hastig griff er den Bund meiner Jeans und schob sie zusammen mit meiner Unterhose nach unten bis zu meinen Knien.

»Ich will das nicht!«

Grunzend schob er seine Hand zwischen meine Schenkel, drückte sie auseinander und drang hart und ohne Vorwarnung in mich ein. Es überraschte mich völlig, wie sehr es wehtat, doch ich schwieg, ertrug seine harten, schnellen Stöße. »Das ist ja widerlich«, fluchte er. »Hast du etwa deine Tage?«

Ich wusste nicht, was er meinte, fühlte nichts mehr außer Qual und Ohnmacht. »Dann eben so.« Er spuckte in seine Hand, verrieb die Feuchtigkeit zwischen meinen Beinen und zwang sein Glied hektisch in meinen Hintern. Der brennende Schmerz erreichte mich kaum noch, ich war innerlich taub, als hätte ich den Körper verlassen, der nun nicht mehr mir gehörte. Den er nahm, mir wegnahm. Über den ich nicht mehr verfügte. Zeit, Ort, Geschehen – das alles betraf mich nicht mehr. Ich wünschte mir, ich wäre nicht mehr.

Mit einem leisen Knurren kam er in mir, stieß ein letztes Mal hart zu.

Der Mann zog sich aus mir zurück, schlug mir einmal auf den Hintern und ließ mich kraftlos auf den Erdboden sinken. Die Hose noch zwischen den Knien versuchte ich, wenigstens meine Brüste zu bedecken, als ich mich vorsichtig von der Mauer abwandte. Dort stand Alex, der mich schockiert und angewidert anstarrte.

»Elisabeth!«

»Du kannst sie haben«, lachte mein Peiniger, schloss seinen Gürtel und ging.

»Elisabeth«, wiederholte Alex fassungslos. »Du Hure!«

Er stürmte davon.

Völlig betäubt, als hätte man mein Innerstes in Watte gepackt, stand ich auf und richtete meine Kleidung. Ich spürte die Beschädigung meines Körpers, doch sie war mir gleichgültig. Ich musste mich bewegen, musste hier weg. Meine zitternden Beine gehorchten widerwillig und ich vermag nicht mehr zu sagen, wie sie mich den nun endlos scheinenden Weg nach Hause trugen. Er endete abrupt vor dem verschlossenen Tor, dessen Klinke ich, als würde vielleicht noch ein Wunder geschehen, immer wieder drückte. Die Tore werden um zwölf verschlossen, erinnerte ich mich. Um zwölf. Das weiß ich doch, verdammt!

Ich musste wohl oder übel irgendwie über diese Mauer klettern, die mich knapp überragte. Ich versuchte, mit den Schuhspitzen Halt zu finden, indem ich sie in die Spalten zwischen den Steinen bohrte, doch ich rutschte immer wieder ab, schürfte mir die Finger auf, die sich nicht genug festkrallen konnten. Um mein Gewicht nur mit den Armen nach oben zu ziehen, war ich einfach nicht sportlich genug. Noch einmal rüttelte ich an der Klinke. Gerade als ich entkräftet aufgeben wollte, öffnete sich das Tor. Verwundert schaute ich, wer es aufgeschlossen hatte, und stand vor Schwester Gerda, der für das Wohnheim zuständigen Diakonisse, die wahrlich nicht erfreut wirkte.

»Wo warst du? Wir haben dich überall gesucht!«, herrschte sie mich an. »Deine Abwesenheit wurde gemeldet.« Offenbar war ich beim Davonschleichen nicht vorsichtig genug gewesen.

»Schülerinnen dürfen das Gelände nach zehn Uhr nicht verlassen!« Sie starrte mir fragend ins Gesicht. »Hast du etwa getrunken?«

Ich wollte mich verteidigen, ihr schildern, was mir gerade widerfahren war, sie um Hilfe bitten. Doch alles, was aus mir herausbrach, war mein Mageninhalt, der sich über ihre Schuhe ergoss. Betreten schaute ich auf das Malheur.

»Sofort ins Bett!«, brüllte sie völlig außer sich. »Das wird ein Nachspiel haben!«

*

Wenn ich mich beeile, dachte ich, ist vielleicht noch niemand im Waschraum. Es war sehr früh, doch die innere Unruhe hielt mich wach. Ich stand auf, holte Duschgel und Handtuch aus meinem Schrank und verließ das Zimmer mit den noch schlafenden Mitbewohnerinnen. Dieses Mal war es mir egal, ob sie mich hörten oder nicht. Ich wählte wie immer die hinterste Duschkabine, doch auch das schützte mich nicht vor den Blicken der anderen Mädchen, die sich entgegen meiner Hoffnung bereits im Bad aufhielten. Sie musterten mich merkwürdig, als ich versuchte, meine verschmutzte Unterwäsche möglichst unauffällig unter meinen Waschsachen verschwinden zu lassen.

Ich war überzeugt, sie konnten mir ansehen, was ich getan hatte. Jeder konnte sehen, dass ich selbst schuld an dem war, was gestern Nacht geschehen war. Als trüge ich ein leuchtendes Mal auf der Stirn. Ich hatte mich nicht gewehrt, nein, im Gegenteil, ich hatte mitgemacht. Welches Recht hatte ich also, mich schlecht zu fühlen, mich zu bemitleiden? War es nicht das gewesen, was ich ohnehin anstrebte? Mit wem man es umsetzte, war doch letztendlich zweitrangig. Und doch war ich voller Scham. Ich drehte mich zur Wand, weg von den anderen und ließ das Wasser auf mich herunterprasseln. Geistesabwesend rieb ich meine Haut, bis sie rot war und brannte, als könnte ich mich von dem Geschehenen reinigen, es fortspülen wie Schmutz. Ich versuchte, jeden Gedanken an die letzte Nacht von mir herunterzuwaschen, mich reinzuwaschen von all dem Ekel, doch es wollte mir nicht gelingen. Es war, als spürte ich seine riesigen Hände noch immer. Eigentlich war es ganz klar: Ich war schuld daran. Ich wollte es. Ich habe mich nicht gewehrt.

Als ich mich anzog, merkte ich beinahe wohlwollend, wie sehr mein Körper noch immer schmerzte. Das war gut und richtig so, glaubte ich, das hatte ich verdient.

*

»Du bist heute Vormittag freigestellt, Elisabeth. Man erwartet dich im Büro der Schulleitung.«

Oh, ich musste nicht an den samstäglichen Gruppenaktivitäten teilnehmen, verpasste die Gesprächskreise und das gemeinsame Singen? Das betrübte mich erstaunlich wenig.

Verhielt sich Schwester Gerda mir gegenüber bislang nur distanziert, war ihr Auftreten nun geradezu frostig. Heute trug sie andere Schuhe, bemerkte ich.

Gleichgültig trottete ich los, passierte Grüppchen aus Schülerinnen, die miteinander tuschelten und mich mit ablehnenden Blicken bedachten. Es war wie ein langer Spießrutenlauf. Und ich wusste, was ich nun zu tun hatte: Das, was ich wenige Stunden davor schon getan hatte. Mich dem hingeben. Mich aufgeben.

Ich wurde bereits erwartet.

»Wir sind ein Lehrkrankenhaus mit langer Tradition«, sagte die hagere Schulleiterin leise, aber deutlich. »Unsere Schülerinnen bekennen sich mit Freude zu den christlichen Werten, die wir vertreten.«

Sie machte eine Pause, strich sich kurz über das kinnlange dunkle Haar.

»Wir erwarten von unseren Schülerinnen Disziplin, Freude am Lernen und moralische Integrität. Moralische Integrität. Wissen Sie, was das bedeutet?«

Schweigend saß ich ihr gegenüber.

»Dieser Vorfall«, – sie dehnte das Wort, als sei es etwas unangenehm Klebriges, das sie nicht von den Fingern bekam –, »ist absolut inakzeptabel.«

»Aber ...«

»Nein. Ich will keine Rechtfertigungen hören«, sagte sie und gestikulierte ablehnend mit der wortklebrigen Hand. »Sie sind ja nicht das erste Mal auffällig geworden, hörte ich.«

»Aber ich habe nicht …«

»Elisabeth! Ich spreche Ihnen hiermit eine Verwarnung aus. Das ist Ihre letzte Chance, sich zusammenzureißen.«

Als wolle sie mich aus diesem kleinen, büchergefüllten Raum drängen, stand sie auf.

»Sie wollen doch Ihren Abschluss bei uns machen, oder?«

Resigniert nickte ich. Genau das wollte ich doch, oder nicht?

*

Nachmittagsschichten sind in der Regel etwas entspannter. Keiner der Patienten muss gewaschen werden, die Visite findet bereits am Vormittag statt und die meisten haben, vor allem am Wochenende, Familie und Freunde zu Besuch.

Ich kochte Tee. Gerade ältere Patienten mussten oft zur Flüssigkeitsaufnahme animiert werden. Das Durstgefühl lässt im Alter nach und wir waren angewiesen, ihnen immer wieder Getränke anzubieten.

Der Rhythmus dieser einfachen, oft ausgeführten Tätigkeit beruhigte mich wieder etwas. Wasser einfüllen. Den Wasserkocher anstellen. Sechs Teebeutel pro Kanne mit einem Doppelknoten am Henkel befestigen. Ich wählte Pfefferminze, denn ich mochte, wie sie riecht. Wasser aufgießen, bis zur zweiten Markierung. Wasserkocher wieder ausstellen, weil er zu altersschwach ist, um sich selbst auszuschalten. Aber hier war ja alles ein wenig zu alt und eingestaubt, seien es Geräte, Weltsicht oder Moralvorstellungen. Die Tassen unnötigerweise auf Sauberkeit kontrollieren, auf dem Tablett anordnen und alles konzentriert in das jeweilige Zimmer balancieren.

Ich machte genau das, was man von mir erwartete. Flink, freundlich und immer mit einem – wenn auch künstlichen – Lächeln auf den Lippen. Ich funktionierte und dachte nicht daran, das auch nur mit einem Gedanken zu hinterfragen.

Nach dieser Schicht wollte ich nicht gleich zurück ins Wohnheim, sondern setzte mich auf das Stück Rasen an dessen Rückseite. Dies war einer der wenigen ruhigen Plätze in diesem Gebäudekomplex. Dieses Mal fehlte Alex, nicht nur, weil mir gerade nach einer Zigarette war. Ich hatte ihn seit dem Vorfall nicht mehr gesehen.

Die Fenster über mir standen offen, doch ich wollte meinen einsamen Platz nicht verlassen. So nahm ich hin, unfreiwillige Lauscherin der Gespräche zu werden, die dort oben stattfanden.

»Also ich würde das ja nie machen.«

Ich weiß nicht, wer das sagte, aber die Stimme war voller Empörung.

»Ich habe gehört, sie macht es mit jedem.« Diese Stimme klang etwas heller. »Alex hat gesagt, sie kannte den Kerl gar nicht! Er konnte es nicht fassen und hat sie stehen lassen.«

Mir blieb beinahe das Herz stehen. Er hatte *was*?

»Was hätte er auch tun sollen? Ich meine, das ist doch ekelig!«

Ich rang nach Fassung. Das erniedrigende Gespräch, welches ich mithörte, ließ mir aber nicht allzu lange Zeit dafür.

»Naja, was willst du erwarten, sie ist ja schon ein bisschen dumm. Ihr passieren immer noch Anfängerfehler bei Sachen, die wir schon seit Monaten können sollten.«

Gelächter erklang.

»Ich verstehe das nicht. Sie ist doch total hässlich, wer will die denn schon? Aus Mitleid vielleicht, aber sonst?«

»Ich meine, allein ihr fetter Arsch!«

Dieser Kommentar schien ebenfalls zur allgemeinen Erheiterung beizutragen und bohrte sich tief in eine meiner empfindlichsten Wunden. Für mein Aussehen schämte ich mich schon, seit ich mich erinnern kann. Ich war immer ein bisschen zu pummelig, vor allem mein Hintern und meine Oberschenkel schienen unablässig zu wachsen.

So sehen sie mich also, dachte ich bitter. Ich könnte nun nach oben gehen und sauer werden, versuchen, alles richtigzustellen. Aber würde das etwas ändern? Diese Außenseiterrolle kannte ich doch schon aus dem Kindergarten. Aus der Schule. Man redete immer nur über mich, nie mit mir und ich konnte mir nie erklären, was der eigentliche Grund dieses Verhaltens war. Ja, ich war irgendwie komisch. Verstand vieles nicht, hatte stets andere Interessen und war oft überfordert. Redewendungen habe ich nie als solche identifiziert, sondern wörtlich genommen und Witze erkannte ich oft erst dann, wenn alle lachten. Ich nahm Leute beim Wort, nahm Absprachen und Versprechen ernst und war dann enttäuscht, wenn sich herausstellte, dass der andere es nur so dahersagte. Freundschaften habe ich nie wirklich verstanden, es war mir ein Rätsel, wie man sie aufbaute und hielt. Aber machte mich das automatisch unwürdig für jegliche Sympathie?

War mein Selbstbewusstsein bislang schwer beschädigt, lag es nun in Scherben.

Der schrille Feueralarm aus Richtung des Krankenhauses kam unerwartet und ließ mich zurückeilen. Ich sah, wie Schwestern Patienten im Rollstuhl aus dem Gebäude schoben.

Andere liefen selbstständig. Alle wirkten sehr aufgeregt und auch ich war beunruhigt und konnte mir nicht erklären, was da los war.

Innerhalb kürzester Zeit war auch die Feuerwehr vor Ort, was dem Geschehen etwas mehr Ordnung zu verleihen schien. Uniformierte Männer übernahmen nun die Leitung. Ich näherte mich weiter langsam und stand schon in der Gruppe der Patienten, Besucher und Schaulustigen, als ein Feuerwehrmann herauskam und verkündete, dass ein technischer Defekt den Alarm ausgelöst hatte. Sie würden noch Genaueres prüfen, man dürfe aber bald wieder in das Gebäude und dem normalen Tagesablauf nachgehen.

*

Als ich am Montagmorgen zu meiner nächsten Schicht die Station betrat, schaffte ich es nicht einmal bis ins Schwesternzimmer. Ich wurde sofort von zwei Schwestern in Empfang genommen, die mich in das Büro der Schulleiterin schickten.

Sie war nicht allein. Ein älterer Mann wartete dort mit ihr.

»War das Absicht, Elisabeth?«, eröffnete die Direktorin das Gespräch. Dieses Mal hatte sie mich nicht gebeten, Platz zu nehmen. Beide blickten mich ernst an. Ich hatte keine Ahnung, worauf sie anspielte.

»Ich ... ich.. wie bitte?« Mir fehlten die Worte.

Der Mann sprach mich an: »Der Brand. Sie erinnern sich? Wo waren Sie während des Brandes vom letzten Samstag?«

Ich war verwirrt. »Ich? Im Park. Ich war im Park, also auf der Wiese. Die hinter dem Wohnheim.«

»Waren Sie alleine dort oder hatten Sie Zeugen?«

Zeugen? Wofür? Dass ich auf der Wiese gesessen hatte, während die anderen Schülerinnen über mich herzogen? Während ich vollkommen überfordert einfach nur meine Ruhe wollte? Nein, dafür gab es wohl keine Zeugen. Ich schwieg, weil ich mich nicht traute, diesem Ungetüm aus Anzug und Stirnfalte etwas entgegenzusetzen.

»Wir haben Grund zu der Annahme, dass der Brandherd absichtlich gelegt wurde. Wenn die Unterlagen der Station korrekt sind – und wir haben keinerlei Zweifel daran, dann fand die Brandstiftung während Ihrer Schicht statt. Das Feuer ist in der Teeküche ausgebrochen, in der auch Sie zugange waren. Haben Sie dort eine andere Person bemerkt, während Sie arbeiteten?«

Der Moment der Erkenntnis versetzte mich in namenloses Grauen. Der Wasserkocher. Ich hatte den Wasserkocher nicht ausgestellt.

»Ich. Das war ich«, stammelte ich leise. Mehr brachte ich nicht heraus.

»Elisabeth!«, rief die Direktorin.

»Und ich habe es mit Absicht gemacht. Ich halte es hier nicht mehr aus!«

»Wie bitte?«, fragte der Mann ohne Namen. »Sie geben zu, dass Sie das Krankenhaus, in dem Sie arbeiten und in dem unzählige hilflose Patienten behandelt werden, absichtlich in Brand gesteckt haben? Ihnen ist klar, dass dies strafrechtlich relevant wäre? Ihnen ist klar, dass Sie für so etwas ins Gefängnis kommen können?«

Ich konnte nicht mehr, ich wollte nicht mehr. Ich musste raus. Weg von hier. Endgültig. Keine Schwestern mehr, kein

Geplapper auf den Gängen, kein Kichern, keine Gerüchte, kein Lärm, kein Alex, keine Fragen.

»Nein ... ich ... habe nicht ...«

Der Mann drehte sich zur Direktorin um.

»Die bisherigen Ermittlungen lassen darauf schließen, dass es sich um einen technischen Defekt an einem veralteten Küchengerät gehandelt hat. Ich denke, im Sinne aller Beteiligten sollten wir diese Version als die offizielle anerkennen. Ich würde aber empfehlen, dass Sie das mit dieser ... Schülerin regeln. Endgültig.«

Die Direktorin war totenbleich.

»Ja, Herr Oberkirchenrat, das meine ich auch.«

Sie wandte sich jetzt an mich, mit einem Blick, mit dem sie auch ein verwesendes Tier angesehen hätte.

»Warten Sie draußen. Wir sprechen in wenigen Minuten noch einmal miteinander. Gehen Sie. Jetzt.«

Ich stand auf dem Gang vor der Tür. Und ich hörte nichts. Zum ersten Mal, seit ich dieses gefängnisartige Haus betreten hatte, herrschte vollkommene Stille. Auch was hinter der Tür gesprochen wurde, war nicht zu hören.

Nach einer gefühlten Ewigkeit, in der ich abwechselnd meine Schuhe und die verblassten Kunstdrucke an den Wänden angestarrt hatte – Dürers »Betende Hände« waren natürlich dabei –, öffnete der Oberkirchenrat die Tür und stürmte grußlos an mir vorbei. Die Schulleiterin winkte mich herein.

»Elisabeth«, begann sie, »Elisabeth, Sie haben bislang sehr viel Glück gehabt. Wir haben Sie in unserer Schule aufgenommen. Das ist etwas, das beileibe nicht jedem zuteil wird. Wir haben Sie ausgebildet, Elisabeth, nach bestem Wissen und Gewissen. Wir haben Ihnen Unterkunft gewährt. Und wir haben Ihnen vertraut.«

Ihre Stimme wurde während der letzten Worte immer lauter, immer höher.

»Sie, Elisabeth. Sie haben uns enttäuscht. Sie haben mich enttäuscht. Ihre Liebeleien unter der Dusche. Ihr Ungehorsam. Ihr Unwille zum Lernen. Ihre Fehler. Wir haben all das durchgehen lassen, weil wir unsere Schüler lieben und wissen, dass es in diesem Alter nicht immer einfach ist. Aber wir müssen den Tatsachen ins Auge sehen, Elisabeth. Sie haben versagt. Wir sind zu dem Schluss gekommen, dass Sie nicht an diese Lehranstalt passen, und wir können es nicht mehr verantworten, Sie mit unseren Schülerinnen unter einem Dach wohnen zu lassen.«

Sie stand auf, kam um den Tisch herum und stellte sich sehr dicht hinter mich.

»Der Herr Oberkirchenrat meint es gut mit Ihnen. Er sieht von einer Anzeige ab. Ich hätte das nicht getan. Aber!«

Ihre kalten Hände legten sich auf meine Schultern. Ich konnte ihre spinnendünnen Finger durch meine Schülerinnenuniform spüren.

»Aber Sie müssen kündigen. Freiwillig, natürlich. Und sofort.«

*

Meine Habseligkeiten waren schnell gepackt. Das Krankenhaus zeigte sich bei der Ausstellung der notwendigen Papiere zu meiner Kündigung sehr entgegenkommend, auch das war schnell erledigt. So endete also meine Karriere, bevor sie überhaupt angefangen hatte. Mit einer abgebrochenen Ausbildung in einer fremden Stadt. Ich verließ das Krankenhausgelände unter den Blicken meiner ehemaligen Mitschülerinnen, die mich durch die Fenster hindurch anstarrten. Nach ein paar eiligen Schritten war ich in Freiheit.

KAPITEL 3

ICH

HEUTE – ALTER: 28

Die Geräusche der vorbeifahrenden Autos, die im Treppenhaus lärmenden Nachbarn, mein Atmen – all das ist nicht mehr als ein beruhigendes Rauschen, solange ich meinen Kopf unter Wasser behalte. Mein Haar streift, im Nass mäandernd, meine Wange. Ich stelle mir vor, es seien nicht meine Haare, sondern Seerosen und Schlingpflanzen.

»Da ist Vergissmeinnicht, das ist zum Andenken: ich bitte euch, liebes Herz, gedenkt meiner!«, rezitiere ich feierlich und tauche wieder unter; jetzt bin ich Ophelia und dies ist mein See. Da ich aber nicht mit der Trauer eines Hamlets zu rechnen brauche und meine Finger langsam schrumpelig werden, entscheide ich mich dazu, der Badewanne doch wieder zu entsteigen. Es ist ohnehin albern, vom Ertrinken zu fantasieren, wenn man so groß ist, dass die Beine auf der anderen Seite der Wanne herausschauen.

Heute möchte ich, wenn alle Pflichten erledigt sind, noch den nächsten Text fertigstellen. Ich habe erst einen kleinen Teil meiner Erlebnisse und Gedanken verarbeitet und mir bleibt noch eine Menge Material, um diesen Blog lebendig zu halten. Ich hielt es anfangs für eine gute Idee, autistische Erfahrungen und Sichtweisen in einem Blog aufzuarbeiten. Es schien mir authentisch und persönlich, meine Erlebnisse zur Grundlage zu nehmen, um über Autismus zu schreiben. Eine vom Neurotypischen abweichende Wahrnehmung und Verarbeitung könnte eine neue Sicht auf das Thema gewähren, das sonst nur zu oft von wissenschaftlicher Seite oder von Familienmitgliedern autistischer Menschen beleuchtet wird. Also wagte ich das Experiment zu erklären, was Autismus ist, ohne den daran Interessierten Definitionen um die Ohren zu werfen, die sie auch selbst hätten recherchieren können. Denn es geht mir dabei vor allem darum, sie erfahren zu lassen, was Autismus letztendlich bedeutet. Wie er sich anfühlt und auswirkt. Für den Autisten selbst, ebenso wie für sein Umfeld. Auch wenn ich dabei natürlich immer nur von meinem eigenen Autismus ausgehen kann. Denn so viele Autisten es gibt, so viele Ausprägungen von Autismus existieren auch. Und die könnten mitunter verschiedener nicht sein.

Ich halte es zudem nach wie vor für eine gute Gelegenheit, mit einigen der hartnäckigsten Vorurteile aufzuräumen. Mit dem vom »milden oder leichten Autismus« zum Beispiel, den gibt es nämlich nicht. Wenn ich noch ein paar Kilo abnehme, bin ich vielleicht ein leichter Autist, sonst sieht es eher schlecht für mich aus. Im Gegenteil. Denn je unauffälliger man auf den ersten Blick erscheint, desto höher werden die Ansprüche an die eigene Person, desto mehr muss man eine Normalität leben, die nicht der eigenen entspricht. Dass hinter dieser scheinbaren Normalität unfassbar viel Kompensationsarbeit steckt, sieht ja niemand.

Oder der Glaube, dass wir gefühlskalte Roboter sind, unempathisch und uninteressiert. Es gibt erschreckend viele falsche Annahmen, was Autisten betrifft, und keine davon hilft uns, besser in der Welt zurechtzukommen. Stattdessen begegnet man uns mit Misstrauen und Argwohn.

Die Reaktionen auf den Blog waren bislang positiv und ich habe schnell dreistellige Leserzahlen erreicht. Realistisch betrachtet ist das natürlich nicht viel, doch die Vorstellung, dass mehrere hundert Menschen meine Gedanken lesen, ist für mich doch ziemlich überwältigend.

Der bisher veröffentlichte Teil über die Ausbildung im Krankenhaus hat starke Reaktionen hervorgerufen. Ich erhielt sehr mitfühlende E-Mails von Lesern, in denen sie mir sagten, dass ihnen leidtäte, was mir alles widerfahren ist und wie unfair das doch alles war. So viel Empathie war neu für mich, tat mir jedoch gut. Aber aus der heutigen Sicht und mit der Autismusdiagnose im Hintergrund sehe ich das Geschehene wesentlich differenzierter. Viele der Situationen, in die ich geriet, waren tatsächlich sehr verletzend und traumatisierend. Ein nicht unerheblicher Teil davon wäre sicherlich vermeidbar gewesen. Vor allem die starken und zermürbenden Probleme mit den Mitschülerinnen und dem Lehrpersonal waren sehr unnötig und hätten leicht behoben werden können. Doch um ehrlich zu sein, hatte ich damals einfach nicht die erforderliche Reife dafür. Ich hinkte den anderen in dieser Hinsicht weit hinterher und hatte oft das Gefühl, einfach nur ein Opfer der Mitmenschen und der Umstände zu sein. Meine emotionale Entwicklung verlief, soweit ich das einschätzen kann, langsamer als bei Gleichaltrigen. Das sei bei Autisten keine Seltenheit, habe ich später erfahren. Wir entwickeln uns anders, stagnieren oft lange im Lernprozess und machen dann wieder erstaunlich große Sprünge. Manchmal macht es den Eindruck, als ob man immer und immer wieder gegen eine Wand laufen würde, in der Hoffnung, einfach hindurchzubrechen, wenn man sich nur intensiv genug bemüht. Denn das ist, was man stets gesagt bekommt: Man muss sich nur genug bemühen. Und erst nach viel zu vielen Versuchen und einigen bösen Wunden zieht man in Erwägung, vielleicht doch lieber die danebenliegende Tür zu benutzen. Objektiv betrachtet ist das schon eine sehr seltsame Art des Lernens. Ich habe sie bislang nur bei Autisten beobachten können.

*

Ich schlinge das Handtuch um meinen Körper und überfliege meine bisherigen Notizen, die ich wie immer für völlig unzureichend halte. Wie soll man denn anderen etwas erklären, was einem selbst so fremd vorkommt? Wie kann ich etwas für mich akzeptieren, das nicht wirklich greifbar ist? Ich bin nicht der Autismus, er ist nicht, was mich ausmacht. Und doch bildet er einen großen Teil meiner Persönlichkeit. Könnte man ihn, wie sich manche Elternverbände, Selbsthilfevereine und merkwürdige Pseudowissenschaftler erträumen, einfach entfernen oder wegtherapieren, ich wäre dadurch eine komplett andere Person. Man wagt es kaum zu sagen, ohne sich schlecht zu fühlen, aber wie gerne wäre ich tatsächlich diese andere Person! Es fällt mir noch immer schwer, die Tatsache hinzunehmen, derart eingeschränkt zu sein. Es macht mich wütend. Hilflos. Ich empfinde es als maßlos ungerecht. Aber alles Schimpfen hilft mir nicht weiter, ich muss Wege finden, damit zu leben, und eine positive Sicht nach außen transportieren, um andere Autisten nicht in meinen Strudel aus Selbsthass zu ziehen. So schwer sich das alles für mich gestaltet – das muss es nicht auch für andere sein.

Es mag überzogen klingen, doch ich fühle eine gewisse Verantwortung, wenn ich mich öffentlich diesem Thema widme. Und eben diese Verantwortung fordert von mir, nicht den Kampf mit meinen eigenen Dämonen zum Mittelpunkt werden zu lassen, sondern auch daran zu denken, wie es anderen geht, die mit derselben neurologischen Voraussetzung leben müssen. Ich bin zwar weiterhin schonungslos, was meine Schilderungen angeht, doch ich versuche, nicht alles nur so negativ darzustellen, wie es sich für mich anfühlt. Was mir wirklich Mühe bereitet, ich gebe es zu. Meine Gedanken waren schon immer eher düster, mein Gemüt immer sehr schwer. Ich habe aber lernen müssen, dass eine negative Eigensicht auf Dauer zu Ablehnung führt. Transportiere ich diese Sicht also ständig nach außen, wird es mir sicher nicht gedankt. Man wird mir weder zuhören noch mich verstehen. Und das ist nicht Ziel dieses Blog-Experiments.

Während ich mich anziehe, denke ich an die zahllosen Probleme, die damals schier unüberwindliche Hindernisse im Alltag waren und es zu einem Teil bis heute geblieben sind. Denn bei aller Erkenntnis sind die autismustypischen Probleme, insbesondere die in Sachen Kommunikation, etwas, das mich bis heute zur Verzweiflung bringt. Natürlich versucht man, stetig zu lernen und an sich zu arbeiten. Man wird reflektierter. Vorsichtiger. Vermeidet impulsive Reaktionen. Klärt die Gesprächspartner über seine Einschränkung auf. Doch all die Mühe und Vorsorge verhindert keine Fehler und damit keine neuen Verletzungen und Traumata. Sicher ist man davor nie. Entweder zieht man sich komplett zurück und meidet Kommunikation und soziale Interaktion so gut es geht, oder man akzeptiert für sich, dass es weiterhin zu Missverständnissen kommen wird. Zu ungewollten Verletzungen auf beiden Seiten. Zu Kontaktabbrüchen. Entweder aus Unverständnis auf der Gegenseite oder aus Angst auf der eigenen.

Obwohl der zweite Weg schwerer scheint, bin ich zufrieden mit ihm. Auch Autisten haben ein Bedürfnis nach menschlichem Kontakt. Wir brauchen Nähe und Zuneigung, so wie jeder andere Mensch auch. Dass es komplizierter ist, diese auch zu bekommen, ist ein Umstand, mit dem man sich eben arrangieren muss.

*

Nach der Autismusdiagnostik habe ich getan, was wohl jeder frisch diagnostizierte Autist macht: Ich habe mein bisheriges Leben durchgearbeitet. Habe mich an Situationen erinnert, die ich längst vergessen wähnte und mit denen mich mein Gehirn nun wieder konfrontierte. In aller Härte. Diese Zeit war unendlich schwer. Hätte ich keine Möglichkeit zur Verarbeitung gefunden, hätte ich nicht begonnen, darüber zu schreiben, es wäre vermutlich böse ausgegangen. Dieses Nach-außen-Tragen von schmerzhaften Erlebnissen ermöglicht es mir, sie ein Stück weit von mir zu entfernen und objektiver zu betrachten. Sie sind nun nicht mehr so eng mit mir verknüpft. Sie gehören zwar noch irgendwie zu mir, existieren nach ihrer Umwandlung aber unabhängig von mir, getrennt von meinem Sein. Mit diesem gewonnenen Abstand sind sie erträglicher geworden.

Jetzt, wo ich weiß, was mich so anders sein lässt, ist manches etwas leichter geworden. Oft fühlt sich das Erklären, das ein Offenlegen des Autismus nach sich zieht, jedoch noch zu sehr wie eine Rechtfertigung an. »Ich bin zwar Autist, aber ich bin nicht dumm/unhöflich/gemein/ignorant …« Die Spanne absurder Vorurteile Autisten gegenüber scheint schier unendlich groß zu sein. Oder aber man stößt gleich auf Unglauben. »Was? Du siehst gar nicht aus wie ein Autist«, gehört dabei zu meinen Lieblingen. Denn wie so ein richtiger Autist nun auszusehen hat, kann mir trotz Nachfrage dann ja doch niemand erklären. Vermutlich haben Autisten Arme, Beine und Augen in der für Menschen üblichen Anzahl, aber wer weiß das schon so genau.

Ob es je möglich sein wird, dass ich mich selbst mit diesem Aspekt von mir annehmen kann, ist wohl nicht vorauszusagen. Doch ich bemühe mich. Jeden Tag aufs Neue. Versuche, so gut es mir möglich ist, mit den Einschränkungen zu leben, die ich nicht ändern kann. Und das sind nicht wenige.

Es ist eine Herausforderung, offen in Gespräche zu gehen, wenn man nur auf einer der vielen Kommunikationsebenen halbwegs sicher ist. Alles, was mir außerhalb der reinen Informationsebene mitgeteilt wird, also nicht in klaren Worten formuliert wird, kann mir nur zu schnell entgehen. Ein »Es geht mir gut« kann alles zwischen »Es geht mir tatsächlich gut« und »Es geht mir sehr schlecht, aber ich will nicht darüber sprechen« bedeuten. Der Gefragte sendet die Hinweise auf die tatsächliche Botschaft seiner Aussage mittels Mimik, Gestik und Subtext. Allein der Tonfall, in dem die Wörter ausgesprochen werden, kann eine Aussage in ihrer Bedeutung komplett umkehren. Ein Autist bemerkt das oft aber nicht, sondern verlässt sich auf den Wortlaut. So kann ein gerade begonnenes Gespräch schon nach zwei Sätzen in einem großen Missverständnis enden und man lebt in ständiger Angst davor, in eines zu geraten.

*

Weil es meine bis heute bevorzugte Kommunikationsform ist, die ich einem Telefonat ausnahmslos vorziehe, prüfe ich wieder mein E-Mail-Postfach, das aber nur eine neue Nachricht enthält:

»*Hallo,*

ich bin zufällig über Ihren Blog gestolpert und habe aus Interesse alle Einträge gelesen. Zunächst einmal möchte ich Ihnen danken, dass Sie sich die Mühe machen, diese Texte zu bloggen.
Ich muss jedoch nachfragen: Wie authentisch ist Ihre Erzählung denn? Manch eine Szene kommt mir schon merkwürdig vor. Was ist dieser Zivi denn zum Beispiel für ein Typ, wenn er in so einer gefährlichen Situation einfach wegläuft? Und diese Oberschwester, aus welchem Jahrhundert stammt die denn bitte? Ich würde mich über Erläuterungen freuen.

Viele Grüße
Johannes«

Mein Puls rast. Vor lauter Wut kann ich keinen klaren Gedanken fassen. Was bildet sich dieser Typ eigentlich ein, die Authentizität meiner Erzählungen anzuzweifeln? Er hat doch nicht die geringste Ahnung! Am liebsten würde ich ihm mit schlimmen Beschimpfungen antworten, aber nein. Einatmen. Ausatmen. Ich darf mich davon nicht aus der Ruhe bringen lasse. Klüger wäre es, diese Nachricht einfach zu ignorieren. Diesen Troll zu füttern würde bestimmt nur noch mehr dreiste Nachrichten nach sich ziehen.

Der Versuch, mich von selbst in diesen Zustand der tiefen Konzentration zu versetzen, der mich so gern bei der Arbeit überkommt, scheitert. Zu sehr ärgere ich mich noch immer über diese E-Mail. Und mittlerweile auch darüber, dass ich sie nicht einfach vergessen kann.

Die für das Ende der Woche angesetzte Deadline scheint bereits bedrohlich nah zu sein. Würde ich konzentriert arbeiten, könnte ich sie problemlos schaffen. Eine andere Option gibt es ohnehin nicht. Zuverlässigkeit ist mir enorm wichtig und festgelegte Daten und Termine empfinde ich als unumstößlich. Um eine Fristverlängerung zu bitten, käme mir wie eine Niederlage vor.

Besonders hierbei, denn diese Arbeit ist ja etwas, das mir sehr leicht fällt und das ich sehr mag. Das erste Mal mache ich etwas, das mich nicht quält, und ich wertschätze diese Möglichkeit sehr.

*

Wie bereits so vieles davor hat sich auch dieser Job zufällig ergeben.

Einer der zwei Mitbewohner meines Exfreundes Henri saß eines Abends in der Küche der gemeinsamen Wohngemeinschaft und sah nicht sehr zufrieden aus. Auch wenn er an sich ganz freundlich war, mied ich ihn doch. Die ständige Anwesenheit von Menschen in dieser WG empfand ich als sehr anstrengend. Mich dort aufzuhalten war daher immer eine Belastung für mich.

Vor ihm lagen scheinbar wild verstreut Papiere und Bücher und er schien nicht recht zu wissen, was er damit nun anfangen sollte. Stattdessen begann er, Henri seine Sorgen zu erläutern. Er musste bald seine Diplomarbeit abgeben und wusste einfach nicht mehr weiter. Ja, er zweifelte sogar an, überhaupt etwas Sinnvolles geschrieben zu haben.

Während ich darauf wartete, dass Henri sich aus dem Gespräch befreite und wir gehen konnten, warf ich einen kurzen Blick auf die Unterlagen.

Dieser Mitbewohner studierte Pflegewissenschaften und grübelte offensichtlich über irgendetwas, das mit der Berechnung von Tagessätzen für Heimbewohner zu tun hatte. Die drei Rechtschreibfehler im ersten Absatz waren unübersehbar. Da ich das Gespräch zwischen den beiden nicht unterbrechen wollte, nahm ich mir einen Bleistift und strich sie an. Im nächsten Satz fand ich dann aber schon den ersten inhaltlichen Fehler. Ich kringelte auch ihn an und schrieb eine Note zur Korrektur daneben. Die beiden verstummten und sahen mir über die Schulter.

»Hey, was … oh. Danke. Das ist tatsächlich falsch, das hab ich übersehen.«

Es freute mich im Stillen, dass Henris Mitbewohner mir diesen ungefragten und doch recht forschen Eingriff in seinen

Text nicht übel nahm. Ich wollte ihn damit ja auch nicht bloßstellen. Eigentlich hatte ich mir dabei gar nicht viel gedacht, sondern einfach nur losgelegt.

»Wenn du magst ... und wenn du Zeit hast ... Willst du meine Arbeit vielleicht mal lesen und die gröbsten Fehler korrigieren?«

Es war ihm offenbar etwas unangenehm. Doch schnell hatten wir uns geeinigt, dass ich seine Diplomarbeit durchsehe und dabei sowohl auf orthografische als auch auf inhaltliche Patzer achte, soweit sie denn in meiner Kompetenz lagen. Meine Zeit im Krankenhaus lag ja bereits einige Jahre zurück.

Was danach kam, war einem zufälligen Fehler des Studenten zu verdanken. Ich hatte ihm die Korrektur seines Textes per E-Mail zugesandt und die Datei mit vielen Anmerkungen und Fußnoten versehen, damit er meine Korrekturen und die dahinter stehenden Gedankengänge einfach nachvollziehen kann.

Diese Version hatte er aus Versehen an seinen Professor geschickt, der die Arbeit vor der endgültigen Abgabe in den verschiedenen Stadien lesen wollte. Offensichtlich hatten ihm meine Anmerkungen gefallen, denn kurz darauf meldete sich Henris Mitbewohner und fragte, ob er den Kontakt zwischen seinem Professor und mir herstellen dürfe. Die Absicht des Dozenten war, mich als freiberufliche Lektorin an den medizinischen Fachverlag zu vermitteln, für den er regelmäßig schrieb. Ich wunderte mich noch sehr, dass sie dort jemanden ohne entsprechende berufliche Vorbildung in Betracht zogen und verheimlichte auch meinen Autismus nicht. Doch das schien niemanden zu schrecken, mir zumindest eine Chance zu geben. Ich lektorierte fortan Fachliteratur für Pflegeberufe.

Die medizinische Terminologie beherrsche ich ja noch gut und die autismustypische Mustererkennung lässt mich beinahe jeden Fehler entdecken. Es ist, als springe er mich direkt an. Waren es anfangs nur reine Korrekturaufgaben, vertraut man mir mittlerweile auch die sprachliche und inhaltliche Bearbeitung der Texte an. Dass ich größtenteils von Zuhause aus arbeiten kann, kommt mir natürlich sehr entgegen. Die vertraute Umgebung und die Möglichkeit, das Arbeitspensum meinen Routinen und meiner Belastungsfähigkeit anzupassen, ist für eine Autistin ein Geschenk.

*

Der mir vorliegende Text über die postoperative Pflege bei Pankreas-Operationen war zwar umfangreich, aber sehr leicht verständlich. Verbandswechsel unterliegen einem stets ähnlichen Muster, was die Beschreibungen vereinfacht. Und die darauf folgenden Ernährungsanweisungen waren fachlich auch nicht allzu herausfordernd.

Nun sollte ich mich aber wirklich um den Absatz mit der Insulinresistenz … Was hat sich dieser Typ nur gedacht? Und warum meinte er, mir das mitteilen zu müssen? Wenn er mit meinem Podcast nicht zufrieden ist, muss er ihn sich doch nicht anhören. Vielleicht muss man ihn erst darauf hinweisen.

Ich sollte mir noch etwas Kaffee kochen. Johannes. Wer heißt denn schon Johannes? Vermutlich ist er ein Mecker-Opa, der den ganzen Tag nichts anderes macht, als Leuten Beschwerdemails zu schicken und Kommentarspalten zu scrollen.

»An meiner Authentizität zu zweifeln entbehrt jeglicher Grundlage. Bitte unterlassen Sie das.«

Ausgehende Nachrichten erzeugen ein Geräusch wie ein startendes Flugzeug. Ich bereue meine impulsive Reaktion umgehend, als ich es höre. Nun kann ich das Thema aber wenigstens abhaken. Auf eine derart distanzierte Nachricht werde ich wohl keine Antwort mehr erhalten.

Es klingt sicher albern, aber ich bin immer ein bisschen stolz, wenn ich es schaffe, distanziert zu klingen. Oft unterstellt man Autisten ja eine Kindlichkeit, eine Naivität, da wir alles im Wortsinn verstehen und selten in Betracht ziehen, dass uns jemand etwas Böses wollen würde. Es fällt uns einfach nicht ein. Natürlich verstehen wir Ironie und Sarkasmus. Sehr gut sogar. Wir wenden beides ja auch oft an. Viele Autisten, die ich im Laufe der Zeit kennenlernte, sind ebenso zynisch und humorvoll wie ich selbst. Selbiges aber bei Fremden oder uns wenig bekannten Menschen zu erkennen, klappt allerdings nicht so gut. Je überlasteter man ist, je weniger Kapazität im Gehirn für die Analyse der Kommunikation zur Verfügung steht, desto schlechter funktionieren die Humor-Detektoren. Das kann mitunter zu merkwürdigen Reaktionen führen.

In der Schule meinte man einmal zu mir, ich würde auf dem Schlauch stehen und mein verwirrter Blick gen Boden sorgte für zusätzliche umfassende Erheiterung. Ich brauchte eine ganze Weile, bis ich verstand, was da gemeint war. Für mich führte es dazu, dass ich regelmäßig das Sprichwörterlexikon meiner Eltern durcharbeitete, was aber auch nur marginale Besserung bei derart abstrahierten Wortspielen brachte, denn diese Leserei in Lexika brachte auch Nachteile mit sich. Mein ohnehin ungewöhnlich hochgestochener Sprachstil, der sich sehr früh in der Kindheit entwickelte, wurde damit noch ein bisschen altmodischer. Meine Mitmenschen schien das regelmäßig zu irritieren. Immerhin wusste ich danach aber, dass ein Mantel nicht ausgelüftet werden muss, wenn man ihn nach dem Wind hängt. Das sollte man als Fortschritt betrachten.

*

Man kann kein Gespräch nach einer Schablone gestalten, denn das ist nicht Sinn der Verständigung. Unterhaltungen konfrontieren die Beteiligten immer mit Unerwartetem. Selbst Small Talk, hinter dem man eine Art System vermuten könnte, fällt Autisten sehr schwer. Wetter, Befinden, der Straßenverkehr oder die letzte Urlaubsreise – Hauptsache, es bleibt belanglos und oberflächlich. Mir erschließt sich nicht, warum man miteinander spricht, ohne dabei wirklich relevante Informationen auszutauschen. Es kommt mir vor wie eine Verschwendung von Wörtern, ein Verpulvern von Energie und Zeit. Ich vermute ja, dieser Small Talk ist eine Art gegenseitiges Abtasten, ein Ausloten. Ein ständiges Aufeinanderreagieren, wie in einem Spiel. Etwas, das intuitiv erfolgt. Und da sind wir wieder bei den autistischen Einschränkungen. Meine Intuition ist eben einfach nicht funktionstüchtig und meine Versuche, Small Talk zu führen, erinnern eher an einen sprachlichen Unfall.

Womit wir wieder in meinem Postfach wären:

»Hallo Namenlose,

mit so einer heftigen Reaktion habe ich nun aber nicht gerechnet. Wollen Sie etwa alle Autismusklischees auf einmal erfüllen? Ich wollte Sie damit nicht angreifen, sondern nur mein Interesse an Ihren Texten bekunden.
Ich kann es mir gar nicht vorstellen, wie es sich anfühlen muss, die Welt auf diese Art wahrzunehmen. Kommen Sie denn inzwischen besser mit Ihrem Autismus zurecht?

Viele Grüße
Johannes«

Dass dieser unverschämte Typ überhaupt antwortet, bringt mich auf. Es ist mir ein Rätsel, was er mit der Kontaktaufnahme bezwecken will und mein Gehirn liefert mir keine plausible Begründung dafür. Warum stellt er mir denn derart persönliche Fragen? Zugegeben, ich schreibe über meine Vergangenheit, aber das ist doch keine Aufforderung, diese auseinanderzunehmen!
Ich verschiebe seine Nachricht in den Papierkorb, öffne das zu bearbeitende Dokument, hole seine Mail wieder aus dem Papierkorb, lösche sie erneut, lösche das Dokument – halt. Nein. Das läuft aus dem Ruder.

*

Ein bisschen fühlt es sich an, als würden Autisten und Nichtautisten zwei verschiedene Sprachen sprechen, die nur zufällig sehr ähnlich klingen. Kommuniziert ein Autist in der Regel sehr direkt und antwortet einfach auf Fragen, die ihm gestellt werden, ist die Sache bei Nichtautisten etwas komplexer. Sie legen viele Filter über ihre Worte. Diese Filter zu erkennen und wieder zu entfernen ist für einen Autisten jedoch eine sehr schwere Aufgabe. Ich sehe mich ihr oft nicht gewachsen. Wenn Nichtautisten kommunizieren, gestalten sie ihre Aussagen sanfter oder passen sie so an, dass sie gar nicht mehr zur ursprünglichen Frage zu gehören scheinen. Sie spielen mit ihnen, verdrehen sie und verstecken Informationen darin, die ich manchmal erahnen, aber meistens nicht finden kann. Sie sind diplomatischer, vorsichtiger und vermeiden es, gerade heraus zu sprechen. Darum ist es für Autisten oft keine gute Idee, Menschen genau das zu sagen, wonach sie fragen. Sie möchten nicht die Wahrheit hören, sie möchten keine Tatsachen, sondern lieber eine sanfte, bearbeitete und gefilterte Version davon. Sie machen also etwas, das einfach sein kann, sehr kompliziert.

»Hallo Johannes,

es war nicht meine Absicht, unhöflich zu sein. Sie haben nur Kritik an einem Punkt geübt, den Sie nicht zu kritisieren berechtigt sind.
   Ja, vielen Dank. Mein Autismus und ich verstehen uns mittlerweile ganz gut.

Viele Grüße
Elisabeth«

Nach Absenden dieser Antwort habe ich Sorge, einen Schritt auf diese Person zu gemacht zu haben, ohne es eigentlich zu wollen. Es ist mir nicht möglich, dieses Missverständnis stehen zu lassen und den Vorfall abzuschließen. Unhöflich wollte ich nicht sein, nur Grenzen aufzeigen. Befinde ich mich nun wieder in einer Kommunikation, deren Verlauf ich nicht abschätzen kann? Doch es ist mir ein Anliegen, das richtigzustellen. Ich möchte nicht, dass jemand ein schlechtes Bild von mir erhält, nur weil eine Kommunikation aus der Bahn geraten ist.

*

Es hat sehr lange gedauert, bis ich aufhörte, die schlechte Meinung, die Außenstehende aufgrund meines Andersseins von mir haben, als Selbstbild anzunehmen. Dieses Muster habe ich über die Jahre derart verinnerlicht, bis mir gar nicht mehr auffiel, wie sehr ich die Eindrücke anderer spiegelte. Ich traute meinen Mitmenschen stets mehr zu als mir selbst, vertraute ihnen mehr, glaubte ihnen. Sie schienen mir klüger, perfekter. Sie sind nicht so defekt wie ich. Also mussten sie es doch auch besser wissen, mussten recht haben mit dem, was sie von mir hielten.

Dabei sind Nichtautisten kein bisschen souveräner als Autisten. Sie sind nicht ohne Fehler und Probleme. Sie können mit ihren individuellen Einschränkungen nur besser umgehen, sie besser annehmen oder zumindest besser verstecken. Neurotypische beherrschen das Spiel mit Masken und Lügen einfach so viel besser als ein Autist, dem man schnell ansieht, was er denkt und fühlt, und der selten verstecken kann, wie es ihm geht. In meinem Fall offenbar nicht einmal in der vermeintlich einfacheren schriftlichen Kommunikation.

*

Ich schalte den Rechner aus. Es ist besser, nun jegliche Kommunikation zu meiden, bevor es noch schlimmer wird. Meine Aufgaben werden auch morgen noch da sein.

KAPITEL 4

BOURRÉE

VOR SIEBEN JAHREN – ALTER: 21

Er beugte sich über den Tisch und zündete meine Zigarette an. Wortlos blies ich den Rauch zwischen meinen wunden Lippen hervor. Es war bereits spät. Ich war schrecklich müde und wünschte, er würde gehen; ich wollte allein sein, duschen und mein strubbeliges Haar auskämmen.

»Weißt du, man kann Frauen in zwei Gruppen einteilen«, begann er nachdenklich. »Die eine Art Frau liebt man, führt eine Beziehung mit ihr, heiratet sie. Mit der anderen schläft man.«

Er schwieg. Dreißig Sekunden lang. Vielleicht eine Minute.

»Du gehörst zur zweiten Sorte.«

Das verstand ich. Jeder in dieser Welt schien seine Aufgabe zu haben und meine erklärte man mir nicht zum ersten Mal. Geliebt zu werden ist wohl das erstrebenswertere Ziel, doch kann man sich aussuchen, wozu man taugt?

Er stand auf, ging um den Tisch herum und stellte sich hinter meinen Stuhl. Seine Hände zeichneten die Konturen meines Körpers nach.

»Ich meine, verdammt, schau dich doch mal an! Wie schön du bist, wie heiß! Du bist dafür gemacht!«

Er schien genau zu wissen, wovon er sprach.

Und was wollte ich denn auch mit Liebe? Sie wäre doch nur ein weiterer mich zerstörender Faktor in diesem merkwürdigen und fragilen Lebenskonstrukt, in dem ich steckte. Noch mehr Belastung könnte ich doch gar nicht aushalten.

Überhaupt, diese Liebe. Bei genauerer Betrachtung ist sie doch nicht mehr als ein schön klingendes Wort, das man statt »hormonell verursachter Wahnsinn mit Verlust des rationalen Denkens« verwendet, denn Letzteres sieht wirklich nicht besonders gut aus auf einer Valentinstagskarte.

»Du solltest gehen.«

»Warum? Bist du böse?«

Ich lächelte nur.

*

Am nächsten Tag wischte ich die Tische des kleinen Restaurants ab. Ich war für den Außenbereich zuständig und die draußen stehenden Tische waren sehr hübsch unter einer Gruppe von Bäumen angeordnet, die nun im Frühling die Last ihrer Blüten verloren und ständiges Putzen notwendig machten. Für Tischdecken war dieser Laden nicht fein genug, er hatte mehr die Atmosphäre eines gehobenen Biergartens und ich mochte seine Lage direkt am Fluss. War es ruhig, lehnte ich mich an das Geländer und starrte ins Wasser. Wie es wohl wäre, wenn man einfach hineinspränge und sich treiben ließe?

Der Kontakt zu den Gästen war mir unangenehm. Zugegeben, er war nicht so schlimm wie der zu Patienten. Bei

Weitem nicht. Aber man musste trotzdem direkt auf sie zugehen, wenn sie Platz nahmen auf den hölzernen Stühlen, und sie fragen, was sie denn mochten. Freundlich, versteht sich. Lächelnd. Zu wissen, was man zu ihnen sagen muss, machte das Ansprechen für mich nur marginal einfacher. Es kostete doch jedes Mal aufs Neue Überwindung. Während ich ihre Wünsche auf dem kleinen Block notierte, den ich in der Schürzentasche mit mir führte, dachte ich schon daran, wie sie wieder gehen, und freute mich auf diesen Moment.

Kurz vor dem Ende meiner Schicht lief ich mit dem kleinen runden Tablett umher und sammelte die leeren Gläser ein. Ordnung zu schaffen beruhigte mich. Auf einem der Tische lag einer dieser aus verschiedenfarbigen Quadraten bestehenden Würfel, den jemand vergessen haben musste. Ich steckte ihn in die Tasche und widmete mich weiter dem Abräumen des Geschirrs. Nachdem ich es in die Spülmaschine sortiert hatte, war es endlich Zeit, abzuschließen und nach Hause zu gehen. Normalerweise lief ich die Strecke von rund zwei Kilometern. Es ging schnell und mittlerweile kannte ich den Weg gut genug, um nicht mehr darüber nachdenken zu müssen. Nach einem halben Jahr in dieser Stadt und diesem Job funktionierten weite Teile meines Alltags in Ritualen und Gewohnheiten. In den letzten Monaten hatte ich mir damit ein Gerüst gebaut, das mich stützt und mich leben, mich überleben ließ. Es erforderte zwar tägliche Kämpfe und ich wusste nicht, wie lange man derartige Kämpfe ausfechten kann, aber in die Zukunft sah ich ohnehin nicht. Die Fülle der Möglichkeiten, die sie birgt, würde mich erschlagen.

So hielt ich mich an der Gleichförmigkeit der Tage fest und sollte ich doch einmal versehentlich einen Blick in die Ferne werfen, lag dort doch ja doch nur ein weiterer Tag, der aussieht wie der gestrige, der vorgestrige und der davor. Und so wie jeder andere wird der vor mir liegende Tag wieder eine große Herausforderung.

*

Die Zeit nach dem Verlassen der Krankenpflegeschule war die Hölle. Nach einer kurzen Stippvisite bei meinen Eltern, die im Streit und gegenseitigen Vorwürfen aufgrund ihrer großen Sorge um mich endete, fand ich zumindest eine winzige Wohnung in der Stadt. Sie lag zentral, wodurch es sehr laut war – »verkehrsgünstig«, hatte der Vermieter sie genannt –, und bestand aus einem kleinen Wohnzimmer, einem noch kleineren Schlafzimmer mit zu wenig Tageslicht, einer einfachen Küche und einem fensterlosen Bad ohne Badewanne. Sie befand sich im dritten Stock. Einen Aufzug gab es natürlich nicht. Aber ich musste sie mit niemandem teilen, das war alles, was für mich zählte.

Gleich darauf fand ich eine Stelle in diesem Restaurant, wo ich zwar sehr wenig, aber genug verdiente, um meinen Lebensunterhalt bestreiten zu können. Für besonderen Luxus reichte es nicht, meine Einrichtung bestand also oft genug aus Kompromissen. Die Kaffeemaschine zum Beispiel. Ich mochte sie nicht. Ein hässliches Ding in Orange, das mehr schlecht als recht vor sich hin blubberte. Aber sie war sehr billig gewesen, das war im Moment wichtiger. Ich hoffte immer noch darauf, dass sie eines Tages einfach kaputtging und ich endlich eine Ausrede hätte, mir eine neue zu kaufen. Die Wahrscheinlichkeit, dass die neue ebenso unzumutbar aussehen würde, war, um ehrlich zu sein, jedoch sehr hoch. Mein derzeitiges Budget reichte eben noch immer nicht für Stil und Schönheit. Die einzige Ausnahme, die ich mir erlaubte, waren die Kunstdrucke, die ich mir ein Mal im Jahr gönnte. Denn die an das Kunstmuseum angeschlossene Buchhandlung bot ungezählte Kunstwerke als Repliken zum Verkauf an. Letztes Jahr hatte ich dort das *Großstadt-Triptychon* von Otto Dix gekauft, natürlich stark verkleinert.

Es faszinierte mich. Nicht nur, weil es schön war in seiner schonungslosen Sachlichkeit, sondern weil es mein Leben so gut symbolisierte. Auf dem linken und rechten Teil des Triptychons sah man die Gefahr dessen, was immer auf uns lauerte, was uns ängstigte und doch Alltag war. Der Abstieg. Menschliches Elend, von jedem Glanz beraubt. Prostitution, Armut, Verwundung. Und in der Mitte zeigt sich das, was wir begehren. Musik. Tanz. Glück. Emanzipierte, selbstbewusste Menschen, die rauschhafte Stunden genießen und für einen Augenblick die bedrohliche Welt da draußen vergessen. Wenn man das Bild genauer betrachtet, wird man aber bereits die Katastrophe heraufziehen sehen, denn die Gefahr war allgegenwärtig. Im Mittelpunkt stand das Paar, das glücklich tanzte. Es zog alle Blicke auf sich. Der Trommler, der den Takt vorgab, verlor währenddessen jedoch völlig unbemerkt seinen Taktstock. Und auch, wenn es noch keiner kommen sah: Ohne Takt, ohne das Regelmäßige, würde das sorglose Glück der Feiernden sehr bald vorbei sein. Und genau das vergaß ich nie.

Natürlich bereute ich den Kauf, hatte ich das Bild doch auch noch rahmen lassen. Jetzt hing es in meinem Wohnzimmer über dem Sofa und erinnerte mich an die drei Monate, die ich dafür auf alles verzichten musste. Doch das tat ich gern, denn ich liebte es.

*

Wie immer nach der Arbeit leerte ich meine Tasche aus und sortierte den Inhalt, bevor ich sie wieder einräumte. Ich hatte keine Taschentücher mehr und steckte eine neue Packung in das dafür bestimmte Fach. Der Lippenstift würde noch ein paar Tage reichen. Dann stieß ich auf den Würfel, den ich vorhin gedankenlos eingesteckt hatte. Bunt war er und etwas abgegriffen. Verwirrend und gleichzeitig klar in der Form. Ich hatte so einen Zauberwürfel früher schon einmal gesehen. Da ich mir in diesem Moment nicht überlegen wollte, ob ich ihn aufräumen oder wegwerfen sollte, ließ ich ihn vorerst wieder in meiner Tasche verschwinden.

*

Am nächsten Tag regnete es so stark, dass ich keine Lust hatte, den Weg zum Restaurant zu Fuß zu gehen. Der Bus brauchte gefühlt doppelt so lange für den Weg und es war mir schrecklich unangenehm, mit fremden Menschen auf so engem Raum eingesperrt zu sein. Doch ich zog es der Alternative vor, eine ganze Schicht in durchnässten Kleidern durchstehen zu müssen. Der Regen schlich sich auch in den Bus, ließ die Scheiben beschlagen und Schuhe auf dem nassen Boden quietschen. Angespannt suchte ich in meiner Handtasche nach meinem Buch und ertastete erneut diesen Zauberwürfel. Die Seiten waren wild verdreht, sodass die neun Quadrate auf jeder Seite ein buntes Muster bildeten. Ich drehte die einzelnen Elemente versuchsweise ein paar Mal, bis eine Seite des Würfels nur noch aus roten Feldern bestand.

»Bemerkenswert. Das ging aber schnell«, sagte die ältere Dame auf dem Sitz gegenüber. »Sie machen das öfters, oder?«

Irritiert ließ ich das Spielzeug wieder in der Tasche verschwinden, nickte ihr kurz zu und stand auf. An der nächsten Haltestelle musste ich ja schon aussteigen. Besser konnte man einem Gespräch kaum entfliehen.

*

Am Abend kam er wieder vorbei. Seine regelmäßigen Besuche gehörten fest zu meinem Alltag und waren – um ehrlich zu sein – in etwa so aufregend wie das Staubwischen geworden. Aber darauf verzichten konnte ich auch nicht. Im Laufe der Zeit fielen mir Veränderungen in seinem Verhalten auf. Er wurde jedes Mal ein wenig schweigsamer. Sagte er mir anfangs noch, dass er mich attraktiv finden würde, begehrenswert, erregend, sparte er sich diese Worte inzwischen. Sein Umgang mit mir wurde grober, die nächtlichen Gespräche am Küchentisch seltener und ich musste ihn kaum noch auffordern, möglichst bald zu gehen.

Am Morgen nach seinem Besuch betrachtete ich jedes Mal nachdenklich die Hämatome in Form seiner Finger an meinen Oberarmen, manchmal auch an den Oberschenkeln. Das war seine Art, mir gegenüber Wertschätzung auszudrücken, sagte ich mir. Und je öfter ich das dachte, desto plausibler, desto glaubhafter wurde es auch. Nicht jeder Mensch fühlt und handelt der Norm entsprechend, ich selbst war ja das beste Beispiel. Und bin es noch. Warum also sollte das nicht die Art gewesen sein, auf die er seine Zuneigung ausdrückte?

*

An einem besonders sonnigen Tag barst der Außenbereich des Restaurants beinahe und ich kam mit den Wünschen und Bestellungen kaum hinterher. Oft genug verrechnete ich mich, vor allem, wenn größere Gruppen zwar zusammen bestellten, am Ende ihre Rechnung aber aufteilen wollten, jeder ein bisschen was zahlte und während des Bezahlvorgangs noch diskutiert wurde, wer denn nun welchen Rechnungsposten übernimmt. Am Ende so einer Aktion war ich meist derart verwirrt, dass meine Rechnung vorn und hinten nicht stimmte. Leider zu oft zum Vorteil der Gäste. In so einem Fall musste ich mein Trinkgeld opfern, um den eingebüßten Betrag wieder auszugleichen.

Gerade eben hatte ich wieder so eine Gruppe abkassiert. In meinem Kopf rauschte es noch und ich balancierte auf dem kleinen Tablett die nächste Bestellung – zwei Gläser Weizenbier – über den kopfsteingepflasterten, unebenen Boden, als sich ein neuer Gast an einen gerade frei gewordenen Tisch setzte. Viel wird er nicht bestellen wollen, dachte ich mir, und lief direkt zu ihm. Mit Schwung stellte ich das Tablett auf den Tisch, um Block und Stift aus der Tasche zu fischen, da kippte der Tisch und mit ihm beide Biergläser, die sich daraufhin über seine Hose ergossen, zur Seite rollten und auf dem Boden zerschellten.

»Oh Gott«, stammelte ich. »Das tut mir so leid!«

Ich wusste absolut nicht, wie ich in dieser Situation reagieren sollte, was ich sagen, ihm zur Entschuldigung anbieten sollte und seine Reaktion auf das Malheur konnte ich noch viel weniger einordnen. Statt mich anzuschreien, zu beschimpfen oder gar auszurasten, blieb er ganz ruhig. Er lächelte mich einfach nur an.

»Das ist doch nicht so schlimm. Du bringst mir jetzt einen Kaffee. Schwarz bitte. Und ich setze mich zum Trocknen in die Sonne.«

Seinen Kaffee erhielt er natürlich umgehend. Als er mich etwas später wieder zu sich winkte, legte er zwanzig Euro auf den Tisch.

»Ich musste das auch mal machen«, sagte er. »Ich kenne das zu gut. Steck das ein, das ist für dich.«

Unsicher, ob das ein Scherz sein sollte, wollte ich noch einmal nachfragen, doch er stand auf, nickte mir zu und ging.

*

Meine freien Tage verbrachte ich gern im Kunstmuseum. Es war wundervoll dort und zu den oft sehr guten wechselnden Ausstellungen gab es eine dauerhaft zugängliche Sammlung, die bemerkenswert umfangreich war.

Ich vermag gar nicht zu sagen, wann sich meine Liebe zu moderner und zeitgenössischer Kunst entwickelt oder was genau sie ausgelöst hat. Missen möchte ich sie hingegen auf keinen Fall.

Im Laufe meiner zahlreichen Besuche waren ein paar Exponate zu meinen Lieblingen geworden. Manchmal ging ich schnurstracks an den anderen vorbei und besuchte nur ein bestimmtes Werk, nach dem ich in diesem Moment eine Art Sehnsucht verspürte.

*

An diesem Tag war es Barnett Newmans »Who's afraid of Red, Yellow and Blue II«, das mich besonders anzog und zu dem ich meine Schritte gezielt lenkte. Dieses große, abstrakt expressionistische Gemälde beruhigte mich auf eine sehr spezielle Art und Weise. Ich setzte mich auf die helle, schlichte Holzbank, die wie für mich gemacht genau davor aufgestellt war und versank in dem Anblick dieser großen Leinwand. So dicht davor nahm man die große rote Fläche, die das Bild dominiert, sehr intensiv wahr. Sie hüllte den Betrachter beinahe ein und ließ alles rot werden, wunderbar leuchtend rot. Der schmale blaue Balken, der horizontal in der Bildmitte verlief, sollte diese rote Harmonie wohl stören, das Rot und seine Wirkung spalten, doch für mich war er vielmehr eine Art Pfeiler, eine Stütze. Er war notwendig und wichtig, ebenso wie die zwei dünneren gelben Streifen am linken und rechten Bildrand, die man nur in den Augenwinkeln sah, schaute man direkt auf das Gemälde. Mag ein solch minimalistisches Kunstwerk auf andere vielleicht banal wirken, barg dieses symmetrische Spiel der Primärfarben für mich einen ganz besonderen Zauber, der mich bei jeder Betrachtung sogleich ruhig werden ließ und erdete. Mir war es, als verschmolz ich und wurde Teil dieser farbigen Ordnung, die ich so genoss.

Wie wohl das Pärchen, das sich in mein Sichtfeld schob und mich aus diesen Gedanken riss, dieses Exponat wahrnahm? Wie vertraut sie wirkten. Er flüsterte ihr etwas ins Ohr, das sie kichern ließ. Sie legte daraufhin ihre Hände auf seine Wangen und zog ihn ein wenig zu sich. Als sich ihre Lippen berührten, leuchtete das geteilte Rot vor ihnen für einen kleinen Augenblick wie ein Ganzes und wurde noch ein wenig intensiver, als wollte es diese Zärtlichkeiten in sich aufnehmen. Diese zur Schau gestellte, derart offen demonstrierte Liebe versetzte mir einen Stich.

Unruhig geworden strich ich über das von ungezählten Besuchern glatt gesessene Holz und fand doch keinen Halt mehr. Für heute war der Bann gebrochen.

*

Auf dem Heimweg nahm ich den Zauberwürfel, der ungeplant zu einem festen Bestandteil meines Handtascheninhalts geworden war, wieder zur Hand. Ich war verärgert und wunderte mich über mich selbst. Es sollte mir doch egal sein, wer wen wo küsst. Warum fühlte sich das trotzdem so unangenehm an? Ich verdrehte die Seiten. Buntes Chaos. Ich drehte sie wieder. Rote Ordnung. An das Paar denkend zerstörte ich sie wieder. Ein paar knackende Bewegungen später: blaue Ordnung. Dann gelb. Und wieder zurück zu rot. Ich ließ meinen Ärger in dieses Farbenspiel fließen und vergaß ihn darüber beinahe.

*

Ich öffnete ihm die Tür und wollte ihn, mir Zärtlichkeit erhoffend, so gern küssen, doch er schob mich barsch in die Wohnung.

»Lass das, du bist doch sonst nicht so.«

Er zog mir mein Shirt über den Kopf, öffnete meinen BH und es kam mir nicht in den Sinn, Widerstand zu leisten. So war er eben.

»Die Arme nach hinten. Nimm die Hände zusammen.«

Mich betrachtend zog er seinen Gürtel aus den Schlaufen, schlang ihn um meine Oberarme, einmal, ein zweites Mal. Er zog. Es tat weh, als meine Schultern so stramm nach hinten gezogen wurden, meine Muskeln wurden in dieser Haltung schmerzhaft gedehnt. Er griff nach meinem Nacken und dirigierte mich so Richtung Schlafzimmer.

*

Als ich morgens meine noch immer brennenden Arme betrachtete, wies die gerötete Haut genau dort einen blauen Streifen auf, wo Stunden vorher der Ledergürtel meine Arme gefesselt hatte.

»Who's afraid of red, sorrow and blue?«, flüsterte ich in die Leere der Wohnung. Natürlich erhielt ich keine Antwort.

Ich lief in die Küche, um allzu trübe Gedanken mit einer Tasse Kaffee zu vertreiben. Da ich zum Lesen noch zu müde war, holte ich noch einmal den Zauberwürfel. Ein merkwürdiges Ding. Es war schon ewig her, dass ich ihn in den Händen gehalten hatte. Ich erinnerte mich kaum noch daran, wie er funktionierte. Eine Seite war ja bereits richtig angeordnet. Die anderen fünf Seiten waren noch immer unordentlich und bunt, was mir missfiel. Am Kaffee nippend dachte ich nach. Es gab sechs Farben, das war offensichtlich. Und offenbar drei Arten von Steinen. Die Unbeweglichen in der Mitte jeder Seite, die Ecksteine mit drei verschiedenfarbigen Flächen und die an den Kanten mit jeweils zwei Flächen.

Spannend fand ich, dass sich ebenfalls die komplette Front drehen ließ, das war mir bislang nicht aufgefallen. Vermutlich funktionierte es nicht, wenn ich Seite für Seite löste. Oder doch? Der mittlere Stein meines Würfels war weiß. Ich drehte ein paar Mal an den Seiten, bis auch die Kantensteine weiß waren und sich ein Kreuz zeigte. Langsam erkannte ich eine Logik darin. Als ich das Gleiche mit den Ecksteinen versuchte, merkte ich, dass man manchmal ganze Seiten verdrehen musste, was auf den ersten Blick fehlerhaft erschien, die Steine dann aber doch auf die richtige Position brachte. Und die der umliegenden Seiten gleich mit! Nur noch wenige Steinchen befanden sich an den falschen Positionen und ich fand einen Rhythmus in diesem Spiel. Die untere Seite nach rechts, die linke Seite nach unten. Dann die untere Seite nach links und die linke wieder nach oben. Ich ließ meine Hände tun, was sie für richtig hielten, und nach ein paar weiteren Drehungen waren alle Seiten gelöst. Ich fragte mich, warum mein Leben nicht so einfach sein konnte wie dieser Spielzeugwürfel. Zauberwürfel waren nicht kompliziert. Es war das Leben drumherum, das so schwer war.

KAPITEL 5

ELLI POPELLI

VOR NEUNZEHN JAHREN – ALTER: 9

Meinen ersten Zauberwürfel hielt ich mit neun Jahren in den Händen. Matthias hatte ihn mitgebracht. Matthias wohnte mit seiner Familie nebenan. Manchmal kam seine Mutter zum Kaffee vorbei und während sie sich mit meiner Mutter unterhielt, erwarteten die Erwachsenen von Matthias und mir, dass wir in der Zeit spielen und brav sein sollten. Ich hätte viel lieber der Unterhaltung der beiden beigewohnt. Mich interessierte ja brennend, über was sie denn wohl die ganze Zeit über sprachen. Doch wir wurden umgehend in mein Zimmer geschickt.

Zwischen Matthias und mir wollte der Funke nie so recht überspringen. Es heißt ja, Jungen und Mädchen in dem Alter würden sich nicht verstehen, aber das kann ich nicht bestätigen. Ich habe mich weder mit Jungen noch mit Mädchen besonders gut verstanden, weder damals noch heute. Es hatte also nichts mit dem Geschlecht zu tun. Mir waren andere Menschen fremd, egal, in welcher Beziehung ich zu ihnen stand. Und dass Matthias und ich nicht beste Freunde werden würden, hätte ich unseren Eltern auch gleich voraussagen können. Wenn ich denn gewusst hätte, wie ich ihnen das vernünftig begründen sollte. So hieß es nur, ich solle mal nicht so schüchtern sein und Matthias sei doch so nett. Und überhaupt. Ich lud ja sonst nie Kinder ein und sollte mich doch freuen, dass jemand mit mir spielen wollte, hieß es, wenn ich äußerte, dass ich doch gar keine Lust darauf hatte, ihn wieder ein paar Stunden zu ertragen.

Matthias machte keinen Hehl daraus, dass er mich nicht mochte. Er hatte an unserer Schule sehr viele Freunde, war äußerst beliebt. Seine Kumpels und er lachten oft über mich. Ich tat immer so, als würde ich es nicht merken, aber aus den Augenwinkeln bekam ich es sehr wohl mit, wie sie über mich lachten. Sie fanden mich komisch und merkwürdig. Aber dabei konnten sie es nicht belassen; sie mussten es mir natürlich auch zeigen. Dass Matthias ausgerechnet den einen oder anderen Nachmittag mit mir, der Komischen, verbringen musste, war für ihn daher kaum erträglich. Das ließ er mich auch umgehend wissen, als er das erste Mal zu mir ins Zimmer geschickt wurde.

»Wehe, du erzählst den anderen, dass wir Freunde wären«, sagte er. Als ob ich mit irgendwem reden würde. Und selbst wenn, dann doch sicher nicht über ihn.

*

Kaum hatte sich Frau Bärlach zu meiner Mutter ins Wohnzimmer gesellt, stapfte er lustlos in mein Zimmer. Normalerweise machte er dann immer das Gleiche: Ich schwieg, während er sich neugierig umschaute, Dinge anfasste, irgendwo drunterguckte und alles mit seinen ekligen Fingern betatschte. Vermutlich wusch er sie sich nur, wenn er unter Androhung schlimmster Strafen dazu gezwungen wurde. Und mit diesen verdreckten Hände wühlte er durch meine Sachen. Sehr zu meinem Leidwesen. Fast körperlich spürte ich dieses Eindringen in meine Privatsphäre.

Meine Spielsachen hatten ihre feste, gut durchdachte Ordnung. Meine Bücher waren sortiert, meine Puppen hatten ihren Platz, meine Kleidung war fein säuberlich zusammengelegt. Im Regal gab es Fächer für Schulsachen, Fächer für Spielsachen, Fächer für Dinge, die ich im Wald gefunden hatte. Wenn Matthias da gewesen war, hatte nichts mehr seinen Platz und manchmal fehlte sogar etwas. Das schlimme Gefühl, das dieser Übergriff in mir auslöste, verschwand oft erst am Tag danach, nachdem ich alles wieder in Ordnung gebracht hatte. »Präpotenter Idiot«, dachte ich jedes Mal, wenn Matthias mit der Selbstverständlichkeit einer Kehrmaschine in mein Leben brach, aber ich sprach es natürlich nie aus. »Präpotent« war ein Wort, das ich aus dem Lexikon meiner Eltern kannte. Man kam nicht ungestraft davon, wenn man jemanden wie Matthias »Idiot« nannte. Aber Kinder machten einem das Leben zur Hölle, wenn man Wörter wie »präpotent« laut aussprach; ungeachtet der Tatsache, dass sie vermutlich gar nicht wussten, was damit überhaupt gemeint war.

*

Aber diesmal war es anders. Matthias hielt etwas in seiner Hand. Etwas, das ich nicht sehen konnte. Er setzte sich auf mein Bett – mit Schuhen! – und fing an zu spielen. Zumindest dachte ich, dass er spielte. Ich versuchte ihn so gut es ging zu ignorieren und schnappte mir wieder mal ein Buch.

Matthias zu ignorieren war nie einfach. Er war ein in jeder Hinsicht lauter, unangenehmer Mensch. Selbst, wenn er keine Geräusche machte, war er übermäßig präsent und drängte sich in meine Wahrnehmung. Nachmittage mit Matthias waren das Anstrengendste, was ich kannte.

Wenn Matthias da war, setzte ich mich meistens mit einem Buch in die Ecke, mit dem Gesicht zur Wand. So versuchte ich, seine Zappelei auszublenden. Ich versuchte, in die Geschichte einzutauchen, las jeden Buchstaben einzeln, obwohl ich gut lesen konnte. Aber es nutze selten etwas. An Matthias führte kein Weg vorbei, und spätestens, wenn er sich langweilte, sein Körper einen Schatten auf meine Seiten warf, und er lustlos wissen wollte, was ich denn las, war es vorbei mit meiner Konzentration.

Ich schaute auf. Diesmal war wirklich etwas anders. Es war ... still. Auch körperlich still. Verstohlen blickte ich über meine Schulter. Matthias saß gedankenverloren auf meinem Bett und starrte angestrengt auf das Etwas in seiner Hand.

Jetzt überkam mich doch ein wenig die Neugier. Ich stand auf und ging langsam zum Bett hinüber, wo ich mich mit einem angemessenen Sicherheitsabstand auf die Bettkante setzte.

Matthias war mit einem interessanten Ding beschäftigt. Ich hatte so etwas noch nie gesehen. Viele bunte Würfel, die einen großen bunten Würfel bildeten. Er faszinierte mich. Ich war mir ziemlich sicher, dass das Ziel des Spiels war, dass alle Seiten des großen Würfels eine bestimmte Farbe hätten.

Es ging also darum, durch geschicktes Drehen die kleinen Würfel so zu sortieren, dass man alle Farben an die richtigen Stellen bewegte.

Ich sah Matthias eine Zeit lang zu und wurde zunehmend ungeduldiger und gereizter. Entweder hatte er das Prinzip noch nicht verstanden oder er bekam es trotzdem nicht hin. Er atmete schwer und schien angespannt zu sein. Verzweifelt drehte und drehte er, aber je mehr er sich bemühte, desto weniger gelang es ihm, Ordnung in den Würfel zu bringen.

Wie er mit seinen groben Fingern erfolglos an dem Spielzeug drehte und riss, machte mich nervös. Ich ertrug es kaum, ihn weiter dabei zu beobachten; den Blick abwenden konnte ich auch nicht. Es war zum Verzweifeln. Kaum stand er kurz vor Vollendung einer Seite, war er drauf und dran, alles wieder zunichte zu machen.

»Nein.«

Ich erschrak und schlug mir die Hand auf den Mund. Hatte ich das gerade tatsächlich laut ausgesprochen? Ich spürte, wie mir das Blut in den Kopf schoss. Matthias schaute auf, die Stirn in Falten gelegt. Offensichtlich hatte ich mich nicht getäuscht: Zum ersten Mal hatte ich Matthias angesprochen.

Er schaute mich lange an, als wollte er sichergehen, dass ich tatsächlich da war und etwas gesagt hatte.

»Was meinst du mit ›Nein‹?«

Ich biss mir auf die Lippen und starrte auf den Würfel. Mir war bewusst, weshalb ich Nein gesagt hatte, aber ich bekam keinen weiteren Ton heraus. Am liebsten wollte ich im Boden versinken.

Matthias warf mir den Würfel zu.

»Mach's doch besser«, sagte er verächtlich.

Ich sah ihn fragend an. Meinte er das ernst? Hatte mir Matthias tatsächlich grad erlaubt, mit seinem Zauberwürfel zu spielen?

»Los, mach schon. Oder etwa große Fresse und nix dahinter?«

Zaghaft griff ich nach dem Würfel und befühlte ihn. Ich schaue ihn mir von allen Seiten an. Dann erst fing ich an zu drehen.

Innerhalb weniger Minuten war ich fertig. Jede Seite des großen Würfels strahlte jetzt in einer bestimmten Farbe. Lächelnd hielt ich Matthias den Würfel hin.

Ich konnte geradezu beobachten, wie sein Gesicht immer wütender wurde. Er funkelte mich an, als hätte ich ihn vor der gesamten Schule »präpotenter Idiot« genannt. Mit einem Schrei schlug er mir den Würfel aus der Hand. Erschrocken zuckte ich zusammen. Ich hatte kaum Zeit, mich zu sammeln, weil er mich im nächsten Augenblick vom Bett stieß.

Ich landete auf meinem Rücken und versuchte so gut es ging, die Schläge abzuwehren, die auf mich einprasselten. Doch es waren nicht die Schläge, die mich verzweifeln ließen. Es war seine Nähe. Ich spürte seinen Atem, ich spürte *ihn*, und es bedrängte mich, wie mich nichts zuvor bedrängt hatte. Ein dunkler Schleier legte sich über meine Augen, meine Ohren rauschten. Instinktiv ließ ich mein Bein hochschnellen.

»Elisabeth!«

Meine Mutter stand im Türrahmen und starrte erschrocken auf die Szene, die sich ihr bot. Als stünde ich neben mir, sah ich, wie sich Matthias vor Schmerzen am Boden krümmte und seinen Schritt hielt, während ich neben ihm hockend vor und zurück wippte, die Hände in meine Haare gekrallt.

»Matthias, Matthias, was hat sie dir angetan?«

Seine Mutter eilte zu ihm. Er weinte fürchterlich. Sie hielt ihm ein Taschentuch unter die Nase und hieß ihn an zu schnäuzen. Meine Mutter zog mich hoch.

»Elisabeth, warum machst du denn so was?«, flüsterte meine Mutter und drückte mich an sich. In meinem Kopf rauschte es noch immer. Ich verstand mich nicht. Warum machte ich denn so was? Ich wünschte mir, an einem ganz fernen Ort zu sein.

*

Noch am selben Abend zog mich meine Mutter an der Hand zum Nachbargrundstück.

»Die Frau Bärlach wünscht, dass du dich beim Matthias entschuldigst«, sagte sie, und es klang fast, als entschuldigte sie sich mit diesem Satz bei mir. Ich wollte mich nicht entschuldigen. Ich wollte auch nicht, dass sich Matthias bei mir entschuldigte. Ich wollte meine Ruhe. Und künftig keine Zwangsbesuche irgendwelcher Kinder mehr.

*

Frau Bärlach führte mich in Matthias' Zimmer. Auf dem Weg dahin erzählte sie mir, dass es ihm schon viel besser ging, nachdem er sich hingelegt hatte. Das glaubte ich ihr sofort. Matthias sah aus wie das blühende Leben.

Er sah mich feixend an. War ich tatsächlich die Einzige, die sein blödes Grinsen sah? Jetzt bloß nicht weinen, dachte ich und biss mir auf die Lippen.

»Elisabeth!«

Meine Mutter zischte meinen Namen, es klang fordernd. Ich ergab mich in mein Schicksal. Je länger ich hier herumstand, desto mehr Zeit verbrachte ich zwangsläufig mit Matthias in einem Raum.

»Entschuldigung«, sagte ich so deutlich wie möglich und so laut wie nötig und fühlte mich dabei wie eine sprechende Puppe. Ich konnte die Erleichterung bei unseren Müttern förmlich spüren.

»Prima«, sagte Frau Bärlach, »dann können wir dieses unschöne Erlebnis jetzt hinter uns lassen.«

*

Geknickt trottete ich meiner Mutter in Richtung Haustür hinterher, als ich etwas an meinem Arm spürte. Es war Matthias, der mich festhielt. Sein Kopf kam meinem ganz nah, aber ich war zu erschöpft, zu überfordert, um mich zu wehren.

»Ich werde allen erzählen, was für eine Hexe du bist«, flüsterte er. »Elli Popelli, die böse Hexe. Nur eine Hexe könnte dieses blöde Ding lösen.«

Ich schaute runter. In seiner Hand hielt er den Zauberwürfel. Er hatte alle Felder mit einem Edding schwarz angemalt. Wahrscheinlich wollte er mich damit noch mehr ärgern; Gott sei Dank konnte er nicht wissen, dass mir das völlig egal war. Er hätte ihn mir sonst bestimmt an den Kopf geworfen.

KAPITEL 6

GROSSE OPER

VOR SIEBEN JAHREN – ALTER: 21

Sie war vollkommen. Sprachlos stand ich vor dieser Fotografie und rührte mich minutenlang keinen Zentimeter von der Stelle. Irgendetwas passierte mit mir, als ich dieses Bild entdeckte. Fast schien es, als würde es einen Prozess auslösen, dessen Ausgang ich nicht im Geringsten abschätzen konnte. Etwas, das meine Artikulationsfähigkeit überstieg. Ich sah mir den nackten Rücken dieser Turban tragenden Frau an, der die aufgemalten F-Schlüssel eines Violoncellos trug und sah doch nur mich. Mich darin zu erkennen, fühlte sich egozentrisch und vermessen an.

»Le Violon d'Ingres«, las ich auf dem Schild, darunter »Man Ray, 1924«.

Es war eine sehr sinnliche und doch schnörkellose Aufnahme. Man könnte meinen, die F-Schlüssel würden dieses Porträt stören, doch sie hoben es vielmehr auf eine neue Ebene, gaben ihm Komplexität.

Ohne sie wäre die abgebildete Frau nur irgendein beliebiger Mensch, doch diese auf die Fotografie gemalten Schall-

Öffnungen machten sie zu einem begehrenswerten Objekt, zu einem wunderschönen Gegenstand, einem Instrument dessen Sinn es war, durch Benutzung Schönheit entstehen zu lassen. Sie verliehen ihr Wert. Mir war es fast schon zuwider, mich bei einem derart kitschigen Gedanken zu ertappen, doch ich glaubte, der Künstler hätte mein Innerstes gesehen, viele Jahrzehnte vor meiner eigenen Existenz. Mich albern scheltend riss ich mich von dem Exponat los und sollte es doch nicht vergessen können.

*

»Kann ich dich um einen Gefallen bitten?«, fragte ich ihn ein paar Abende später, als er sich gerade auf mein Sofa setzte. Er sah mich neugierig an.
»Würdest du mir etwas auf den Rücken malen?«
»Warum das denn?«
»Einfach so. Weil ich es schön finde.«
Ich zeichnete den groben Umriss eines Körpers auf ein Blatt, darauf die F-Schlüssel und reichte es ihm.
»Du willst eine Geige sein? Das ist schon ein bisschen bescheuert, aber na gut.«
Eine Geige? Ich korrigierte ihn nicht, sondern stand auf, um das Gefäß mit der schwarzen Tinte zu holen, die ich dafür gekauft hatte, und schob den Pinsel in seine Reichweite. Als ich meine Kleider abstreifte, richteten sich die winzigen Härchen auf meiner Haut erwartungsvoll auf.
Langsam, konzentriert und immer wieder auf die Kritzelei schauend, malte er kalte Linien auf meinen Rücken. Ich empfand es als ungemein aufregend und fühlte mich,

als würde mich jeder Pinselstrich zu etwas Wertvollem verwandeln.

»So, fertig«, raunte er.

»Schnell.« Er deutete Richtung Schlafzimmer und begann, seinen Gürtel aus den Schlaufen zu ziehen. »Jetzt will ich dich auch spielen.«

*

Kaum fiel die Tür hinter ihm ins Schloss, eilte ich ins Bad, um meinen Körper zu betrachten. Seine Malerei auf mir war stümperhaft und hässlich und die sich über meinen Po und meine Schenkel ziehenden Striemen zeugten nicht von künstlerischem Spiel, sie ergaben nur ein Bild banaler Grobheit. Ich war abgestoßen und enttäuscht. So konnte das nicht weitergehen, das war nicht, was ich wollte. Ich brauchte einen neuen Cellisten.

Es ist nicht so, dass ich mich sozialen Kontakten verweigere. Ich würde gern direkt auf andere zugehen, Plaudereien beginnen und Kontakte knüpfen. Doch ich verstehe einfach nicht, nach welchen Regeln das funktioniert, welche Abläufe man einhalten muss. Immer, wenn man meint, den Vorgang durchschaut zu haben, scheitert man mit der erlernten Strategie. Offenbar sind das Prozesse, die einem stetigen Wandel unterliegen, und in Wahrheit weiß niemand so recht, was zu tun ist. Nur im Gegensatz zu mir macht dieses Unwissen den anderen scheinbar keine Angst, und wenn sie damit scheitern, dann so, dass man es nicht merkt.

Aus diesem Grund baute ich auch zu meinen Kollegen nie eine soziale Beziehung auf. Man arbeitete nebeneinanderher, jeder in seinem Bereich. Umso überraschter war ich, als mich mein Chef nach der Schicht in sein Büro rief.

»Wenn Sie den Umschlag zurückgeben, sehen wir von einer Anzeige ab.«

»Bitte was?«

Von was für einem Umschlag sprach er? Es musste sich um ein Missverständnis handeln.

»Wir sollten ehrlich miteinander sprechen. Ihr Kollege sagte, dass Sie Geldsorgen haben. Aber dass Sie so etwas tun, habe ich nicht von Ihnen gedacht.«

»Ich habe meine Kasse doch immer ausgeglichen, wenn etwas fehlte? Ich habe sie immer korrekt übergeben!«

»Von der Kasse sprechen wir hier nicht. Ich habe einen Umschlag für den Lieferanten in der Schublade mit den Warenscheinen gelassen. Er fehlt.«

Das war mir nicht bekannt, die Abwicklung von Bestellungen und Lieferungen gehörte nicht zu meinem Aufgabengebiet.

»Und da Sie sich offenbar in einer finanziell schwierigen Situation befinden, ist es naheliegend, dass man schon einmal zu drastischen Mitteln greift, um sich zu helfen. Wir mögen Sie, Elisabeth. Wir schätzen Ihre Zuverlässigkeit. Darum mache ich Ihnen dieses Angebot: Geben Sie den Umschlag zurück und wir lassen die Polizei aus dem Spiel.«

»Ich weiß gar nichts von einem Umschlag«, erwiderte ich bestürzt. »Und ich habe mit dem Kollegen nie über mein Leben gesprochen. Er kann doch gar nicht wissen, was für Sorgen ich habe.«

Hilflosigkeit schnürte mir die Kehle zu. Wie konnte er mich nur verdächtigen? Weil ich einmal diesen albernen Zauberwürfel eingesteckt hatte? Hatte er das überhaupt gesehen? Und er gehörte doch niemandem!

Der Restaurantbesitzer wirkte plötzlich nachdenklich. »Ich habe Sie beide tatsächlich nie miteinander sprechen sehen. Wir sollten diese Unterhaltung vorerst vertagen. Ich komme noch einmal auf Sie zu.«

All das war mir sehr unangenehm. Er musste mir einfach glauben! Diebstahl passte nicht in mein Weltbild und selbst, wenn ich so etwas irgendwie mit meinem Gewissen vereinbaren könnte, würde ich den erforderlichen Mut ja doch nicht aufbringen können, um eine solche Tat dann auch umzusetzen. Ich traute mich ja nicht einmal, ohne Fahrschein Bus zu fahren, aus Angst, man könnte mich erwischen.

*

An den folgenden Arbeitstagen war ich sehr angespannt. Ich achtete peinlich genau darauf, ja keinen Fehler zu machen und mich so selten wie möglich allein hinter der Theke oder in der Nähe der Kasse aufzuhalten. Das gute Wetter lockte immer mehr Besucher an, was eine hohe Arbeitsleistung von mir verlangte. Diese ungewisse Situation und die wie ein Damoklesschwert über mir schwebende Schuldzuweisung wirkten jedoch sehr zermürbend. Mir fielen immer öfter Gläser oder Teller herunter, manchmal rutschte mir sogar die Geldbörse aus der Schürze. Ich war unkonzentriert und je mehr ich befürchtete, mein aktueller Zustand könnte mich zusätzlich belasten, desto mehr steigerte sich meine Zerstreutheit und Verunsicherung.

Ich war also ein Nervenbündel, als mein Arbeitgeber ein zweites Mal das Gespräch mit mir suchte.

»Ihr Kollege hat sich selbst belastet. Wir wissen, dass Sie es nicht waren.«

Statt mich erleichtert zu fühlen, wurde ich wütend. Derartig schwierigen Situationen fühlte ich mich absolut nicht gewachsen. Ich wusste nicht, was ich nun tun sollte, und ich reagierte wieder einmal unüberlegt und impulsiv.

»Das geht so nicht, ich kann das nicht. Ich möchte kündigen.«

»Jetzt? Bei dem Ansturm? Auf keinen Fall!«

Ich sah ihn müde an.

»Tut mir leid. Ich kann das hier nicht mehr.«

»Warum das denn jetzt? Warten Sie. Haben Sie etwa mit ihm unter einer Decke gesteckt? War das ein abgekartetes Spiel? Sagen Sie schon!«

Ich legte meine Schürze zusammen, holte meine Tasche und ging.

*

Ohne die Arbeit verlor mein Alltag jede Struktur. Mir fehlte Halt und ich konnte nicht einfach ohne Weiteres in einen neuen Tagesablauf wechseln, so merkwürdig das für andere auch scheinen mag. Zudem habe ich nie finanzielle Rücklagen gebildet, hatte keinerlei Ersparnisse, auf die ich in einem Notfall wie diesem zurückgreifen konnte. Ich wurde panisch und musste mich dringend von meinen Sorgen ablenken.

Ich schrieb daher diesem Mann, der mich unlängst auf einer Dating-Website kontaktiert hatte und mich kennenlernen wollte, eine Kurznachricht. Ob er denn heute Zeit hätte. Vorbeikommen will. Worauf das hinauslaufen würde, war mir klar; bereits der Austausch von Mails grenzte unser Interesse aneinander auf das für uns Wesentliche ein. Er könne in einer Stunde da sein, antwortete er erstaunlich schnell. Perfekt. Das ließ mir Zeit genug, um zu duschen, meine Augen mit einem schwarzen Eyeliner zu betonen und mein Haar hübsch zusammenzubinden.

Er war ja ein komplett neuer Mensch in meinem Leben und um nicht so angespannt zu sein, so ängstlich und nervös, redete ich mir ein, ihn schon gut zu kennen und genau zu wissen, was er wollen würde. Ich stellte mir vor, wie er denn so wäre, und malte mir die Gespräche aus, die wir schon stundenlang geführt haben könnten. Diese Art der Selbstlüge scheint für andere bestimmt unfassbar trivial und dumm, funktioniert aber für mich sehr gut. Ich war geübt darin, mich emotional zu verschließen und mich den gegebenen Umständen anzupassen, um sie bestmöglich zu überstehen.

Er klingelte pünktlich und verlor auch sonst keine Zeit. Ein erster Kuss, eine erste Berührung, wir waren wie in Eile und verhielten uns, als würden wir fleißig eine Liste mit Aufgaben abarbeiten.

*

Rauchend saßen wir am Küchentisch. Die gleiche Szene wie schon so oft, vertraut und sicher, doch wieder mit einem anderen Protagonisten in ihr. Ein eher unwichtiges Detail, wie ich fand.

»Wiederholen wir das bald?«, fragte er mich, als er ging, und ich sagte einfach Ja, ohne zu wissen, ob ich es auch so meinte. Mein Blick verharrte lange auf der Tür, durch die er verschwand. Ich habe heute eine Aufgabe erfüllt, dachte ich mir, ich habe am heutigen Tage etwas getan, etwas für jemanden getan, und das rechtfertigt meine Existenz. Ja, das gab mir ein gutes Gefühl.

Was ich jedoch noch für mich tun musste, war die finanzielle Sicherung ebenjener Existenz. Eine neue Arbeit musste gefunden werden und das bald. Ich wollte keinen Job machen müssen, bei dem ich wieder in Kontakt mit Menschen kam, denn das stresste mich enorm, laugte mich aus und brachte mich regelmäßig in unvorhersehbare Situationen. Aber was für eine Wahl hat man, wenn man nichts als einen Realschulabschluss und eine abgebrochene Ausbildung vorweisen kann? Insgeheim träumte ich davon, mich auch beruflich mit Kunst beschäftigen zu können, zu lernen, sie tiefer zu verstehen, sie intensiver zu begreifen und weiter zu erfassen als mit den intellektuell eher bescheidenen Worten, die mir bislang beim Betrachten der für mich bedeutenden Werke durch den Kopf schossen. Möglichkeiten dazu sah ich aber keine. Zumindest keine, die ich auch ergreifen könnte. Darum musste ich wohl oder übel annehmen, was sich mir bot, Hauptsache, es sicherte mein Überleben. Ich recherchierte, konnte mich aber weder zu einem Job im Callcenter noch zu Lagerarbeiten durchringen. Weder stundenlange Telefonate noch eintöniges Vor-sich-hin-Arbeiten schienen mir erträglich. Beinahe hätte ich resigniert. Doch dann schien mir das Glück mehr zuzuspielen, als ich zu hoffen wagte. Als ich durch den Supermarkt hetzte – Einkäufe mussten ob des hohen Stresslevels, das sie mit sich brachten, schnell erledigt werden –, fiel mir bei der im Supermarkt befindlichen kleinen Post ein Aushang auf. Eine zuverlässige Aushilfe wurde gesucht. In Teilzeit und zu dem für Aushilfen üblichen niedrigen Stundenlohn. Kein Traumjob, aber eine Option. Ich war mir nicht sicher, ob ich das konnte, wusste aber, dass das gerade absolut keine Rolle spielte. Ich nahm also all meinen Mut zusammen und fragte die etwas rundliche, freundlich wirkende Frau hinter dem Posttresen, ob der Aushang noch aktuell sei. Sie bestätigte das und bat mich, doch am kommenden Tag mit meinem Lebenslauf zu einem Gespräch vorbeizukommen.

*

Wie ich mich bei diesem Gespräch geschlagen hatte, konnte ich nicht einschätzen; offenbar wirkte ich aber sympathisch genug, um eingestellt zu werden. Ich hatte keine großen Erwartungen an die Arbeit, aber ich mochte es, die Briefe und Pakete zu sortieren, es machte mir Freunde, Ordnung in all die Sendungen zu bringen, alles in die dafür bestimmten kleinen gelben Kisten zu legen. Schwieriger waren die Kundengespräche. Hier war es anders als beim Kellnern, mein Gegenüber war sehr viel schneller gereizt und war oft schon von Beginn an barsch. Natürlich war mir klar, dass ich nur eine Dienstleistung erbrachte, eine austauschbare Figur war, völlig belanglos für den Menschen auf der anderen Seite des Tresens. Für mich selbst war es aber völlig undenkbar, unfreundlich zu einer anderen Person zu sein, besonders wenn ich ein Anliegen hatte, als Bittsteller kam. Darum hatte ich wenig Verständnis dafür, wie man mit mir umging, war aber natürlich auch nicht in der Lage, dies zu ändern oder gar zu beeinflussen.

*

Als ich dem mich so eilig liebenden Mann wieder schrieb und er sich bald darauf wieder in meiner Wohnung einfand, bat ich auch ihn, meinen Rücken mit den F-Schlüsseln zu bemalen. Er wirkte erstaunt.

»Das braucht doch viel zu viel Zeit«, meinte er. »Ich bin in einer Stunde mit meiner Frau verabredet. Wir sollten uns beeilen und zum Punkt kommen.«

Der Punkt war in dem Fall wohl sein Orgasmus und auch, wenn ich mich freute, dieses Gefühl des Sinns, der Existenzberechtigung wieder zu spüren, verletzte mich das tief. Ich hatte ihn nie gefragt, ob er eine Freundin hatte, oder gar verheiratet war. Es fiel mir schlichtweg nicht ein, denn auch in diesen Dingen neige ich dazu, in Schwarz und Weiß zu denken. Ich konnte mir nicht vorstellen, wie man verheiratet sein kann und dann völlig selbstverständlich mit einer anderen schlief, die man kaum kennt. Bekam er denn nicht alles, was er brauchte, schon bei seiner Frau? War man nicht deswegen verheiratet? Aber was wusste ich schon von der Funktion einer Beziehung oder gar einer Ehe. Dieser Mangel an Wissen und Vorstellungskraft ließ mich gar nicht erst auf die Idee kommen, er könne in einer Partnerschaft sein.

»Aha. Deine Frau«, sagte ich tonlos.

»Ja. Hast du ein Problem damit?«

*

Problematisch an der Arbeit in der Post war vor allem, dass der Mensch hinter dem Schalter derjenige war, der letztendlich mit dem Kunden konfrontiert wurde. Er befand sich am Ende einer erstaunlich langen Kette von Abläufen, Transportwegen und Verarbeitungsmöglichkeiten und war die einzige Person, die der Kunde direkt erreichen konnte. War ein Kunde verärgert, weil seine Sendung verloren ging, konnte er schlecht ins Sortierzentrum fahren und die verantwortliche Person ausfindig machen. Er hatte nur mich als erreichbaren Ansprechpartner und manch einer entlud seine Wut sehr impulsiv und lautstark.

»Wo ist mein Paket?«, brüllte mich ein aggressiv wirkender Mann in den Zwanzigern an. Seine dünnen Ärmchen hatte er fest in die Seiten gestemmt. »Es kann doch wohl nicht so schwer sein, mein verdammtes Paket ausfindig zu machen.«

Ich konnte ja nicht mehr tun, als ihm zu sagen, dass es sich nicht hier befindet, und ihn bitten, einige Tage später noch einmal vorbeizukommen, in der Hoffnung, es würde bis dahin auftauchen. Und er hatte keine Wahl, als das so hinzunehmen. Er versäumte dabei nicht, mich und die komplette Filiale mehrfach hochgradig inkompetent zu nennen, und ich wurde dieses unangenehme, demütigende Gefühl, das diese Situation in mir weckte, tagelang nicht mehr los.

*

Die Dating-Website nutzte ich weiterhin. Ich wusste nicht, auf welche Art ich alternativ nach jemandem suchen konnte, der dieses Bedürfnis in mir stillen sollte. Nicht das nach Sex, das war banal und mit wenig Aufwand erledigt. Es ging mir um dieses Gefühl, das sich nach dem Akt einstellt. Das Erlangen eines – wie mir erst Jahre später tatsächlich bewusst wurde – Wertes. Eines Sinns, den ich dadurch bekam, dass ich jemandem Lust bereitete. Vielleicht war es aber noch viel banaler und es war nur diese Definitionsmacht über mich selbst, die ich mit diesem Verhaltensmuster wirklich unter Kontrolle hatte und die deswegen so wichtig für mich war. Dass die Definition meiner Person und damit der Wert, den ich mir selbst gab, derart negativ ausfiel, war mir dabei nicht vollumfänglich klar und hätte ich mir all das vor Augen gehalten, wer weiß, ob ich diesen Tatsachen überhaupt Relevanz beigemessen hätte.

Nun war es nicht so, dass ich wahllos Angebote annahm. Ich wusste recht genau, wie mein Gegenüber sein sollte. Und ich bemühte mich, bereits im Vorfeld, so gut es eben online ging, sicherzustellen, dass meine Kriterien erfüllt würden. Eine der eingehenden Nachrichten erweckte meine Neugierde. Ob ich ihn in die Oper begleiten möchte, fragte der Absender, das sei ein wundervoller Rahmen für ein Kennenlernen. Diese Art Nachricht empfand ich als ungewöhnlich, sie sprach mich aber sehr an. Ich hatte mir schon lang gewünscht, einmal eine Oper zu sehen und kannte die Geschichte von *Tosca*, die gerade aufgeführt wurde, schon in Grundzügen. Darum sagte ich vorfreudig zu. Wir verabredeten uns für eine nur wenige Tage später stattfindende Aufführung.

Nervös wartete ich in meinem langen schwarzen Kleid vor dem Opernhaus. Es waren kaum Menschen hier. Waren wir denn zu spät? Und wen erwartete ich eigentlich? Ich kannte ja nur ein Bild von ihm und hatte zudem keine Ahnung, wie der Abend verlaufen wird. Meine Handinnenflächen waren ganz feucht und ich wischte sie immer wieder möglichst unauffällig an meinem Kleid ab in der Hoffnung, niemand würde es bemerken.

Ein charmant wirkender, dunkelhaariger Mann in meinem Alter kam zielstrebig auf mich zu. Wie befürchtet wusste ich nicht, was ich sagen sollte. Also tat ich, was ich gelernt hatte. Ich versuchte mich an einem schüchternen Lächeln. Als er vor mir stand, nahm er meine Hände in die seinen, küsste mich links und rechts auf die Wangen, und betrachtete mich.

»Wunderschön. Wollen wir?«, sagte er lächelnd, und bot mir seinen Arm an. Ich hakte mich ein und wir betraten das Opernhaus. Mit einer eleganten Bewegung zog er die Karten aus der Tasche und reichte sie der Dame am Eingang. Bereits die Türen mit ihren reich verzierten Metallornamenten ließen mich erahnen, welche Pracht mich dahinter erwarten würde. Groß war es im Inneren, hell und beeindruckend schön. Zuerst fielen mir die zahlreichen Büsten auf, die in regelmäßigen Abständen in Nischen an der Wand aufgestellt waren. Beethoven, Wagner, Liszt, Brahms, Mozart – sie alle blickten streng von ihren Sockeln auf uns herab. Egal, wie ernst sie schauten, sie konnten meine Vorfreude nicht im Mindesten trüben. Mein Begleiter deutete auf die Kronleuchter am Gewölbe der Decke.

»Seit mehr als hundertfünfzig Jahren hängen diese tonnenschweren Lüster hier. Ich habe einmal gelesen, dass die Dachkonstruktion mehrfach verstärkt werden musste, um die gewünschte Beleuchtung überhaupt installieren zu können. Gefallen sie dir?«

Mein Blick verlor sich in den tausend Kristallfacetten der wunderschönen Beleuchtung. Ich konnte nur geistesabwesend nicken.

Um uns herum bewegten sich die anderen Besucher zielstrebig in verschiedene Richtungen. Dank der Akustik klangen ihre leisen Stimmen bereits wie ein eigenes kleines Konzert. Sie bildeten ein freudiges Summen, das über all dem lag. Er lächelte.

»Du warst wirklich noch nie hier?«

Ich schüttelte den Kopf, wagte kaum, meine Stimme diesem allgegenwärtigen Chor der Besucher beizufügen.

»Möchtest du etwas trinken?«

Ich fühlte mich bereits berauscht genug von all den neuen Eindrücken, lehnte daher ab. Ein Gong ertönte und kündigte den Beginn der Vorstellung an. Mir fiel auf, dass das Publikum in sehr unterschiedlicher Garderobe zur Vorstellung gekommen war. Einige trugen elegante Abendgarderobe, andere waren bewusst lässig gekleidet, was mir missfiel. Ich fand es dem feierlichen Anlass nicht angemessen. Sie alle eilten nun durch kleine Türen zu ihren Logen und Plätzen und auch wir fanden die unseren schnell.

Eng war es dort oben auf dem zweiten Rang, die rot gepolsterten Sitze drängten sich dicht aneinander. Die Luft hier oben war schwer von Staub und Parfum. Kaum hatten wir Platz genommen, erlosch das Licht. Der Dirigent betrat den Orchestergraben und wie auf einen geheimen Befehl hin brandete der erste Applaus auf. Nach einem kurzen Winken in Richtung des Publikums wandte er sich den Musikern zu. Unsere seitlich gelegenen Plätze erlaubten mir leider keinen vollständigen Blick auf den Orchestergraben und die Bühne. Stille kehrte in den Saal ein. Ich sah, wie der Dirigent den Taktstock hob und sich die Konzentration der Musiker noch einmal erhöhte. Mit der nächsten Bewegung begann die Ouvertüre. Der Zauber, den die Musik über den noch dunklen Saal und die noch ebenfalls dunkle Bühne legte, ließ mich sofort vergessen, dass ich nicht alles sehen würde. Alle Musiker wirkten sehr ernst, sehr konzentriert. Ich hätte Stunden damit verbringen können, ihnen bei ihrem konzentrierten

Spiel zuzusehen. Als die Bühne bei den letzten Tönen des Vorspiels erhellt wurde, spürte ich, wie mein Begleiter meine Hand nahm.

Viel spürte ich davon nicht, denn die Handlung schlug mich sofort in ihren Bann. Tosca, die Heldin, bezichtigt ihren Geliebten der Untreue. Denn er ist Maler, für ein Altarbild malt er vermeintlich heimlich eine andere. Und was hatte es mit dieser verschlossenen Tür auf sich, die er nicht öffnen wollte? Ich kannte diese missverständlichen Situationen nur zu gut. Denn was er dachte, was er tat und was seine wahren Beweggründe waren, konnte er ihr nicht vermitteln – wie oft hatte ich das selbst schon erlebt und war deswegen plötzlich vor verschlossenen Türen und Herzen gestanden. Dies galt natürlich nicht nur für die romantischen Begebenheiten. Ich dachte zurück an Szenen wie die unter der Dusche, als meine Mitschülerin glaubte, ich wolle etwas von ihr – dabei war ich nur in Gedanken, als ich sie so verträumt ansah.

Auch der zweite Akt der *Tosca* bot mir Gelegenheit, um mich damit zu identifizieren. Um ihren Geliebten zu retten, bleibt Tosca keine andere Wahl, als sich dem Baron Scarpia hinzugeben, der ihn vor der Erschießung retten könnte. Tosca braucht ein bisschen, bis sie begreift, was dieser wirklich will. Erst, als er klar benennt, was sein wirkliches Interesse ist, begreift sie, wie hoch der Preis ist, den sie für die Rettung Cavaradossis zahlen soll. Wie sehr ich sie in diesem Moment bedauerte. Natürlich war nicht sofort klar, was er wollte. Menschen kommunizieren ihre Wünsche oft recht subtil. Und natürlich war schlussendlich eben doch offensichtlich, was es war, zu dem er sie zwingen wollte. Ich fürchtete um sie, wie ich – so verstand ich – schon so oft um mich hätte fürchten sollen. Umso erleichterter war ich, als sie, ohne sich hingeben zu müssen, dem Schurken Scarpia dann doch noch ein Messer in den Brustkorb rammen konnte.

In der Pause brauchte ich vor allem eines: etwas Abstand. Mein Begleiter führte mich ins Foyer. Dieses Mal nahm ich sein Angebot, mir etwas zu trinken zu bringen, dankbar an, gewährte mir dies doch einen Moment der Ruhe, um all die neuen und starken Eindrücke zu verarbeiten. Als er mit einem Glas Sekt für mich zurückkam, hatte ich das erste Mal wirklich Gelegenheit, ihn bewusst zu betrachten. Ich mochte es, wie selbstbewusst und natürlich er sich in seinem tadellos geschnittenen Anzug bewegte, so als hätte er zu jeder Zeit alles genauestens unter Kontrolle. Mit einem gelassenen Lächeln reichte er mir das Glas; ich trank schnell, um meine Nerven zu beruhigen. Sehr viel sprachen wir in der kurzen Pause nicht und nur allzu bald rief uns der Gong wieder in die Vorstellung.

*

Es fühlte sich an, als wäre die Handlung keine Minute unterbrochen gewesen und ich versank sofort wieder vollständig in der Geschichte. Tosca wollte ihren Liebsten retten, hielt sie doch nun endlich den so teuer bezahlten Brief dafür in den Händen. Doch der Plan einer vorgetäuschten Erschießung scheiterte, ihr Liebster Cavaradossi starb. Damit konnte sie nicht leben, keinen Tag wollte sie mehr ohne ihn existieren. Sie sprang um ihrer Liebe willen in den Tod. Diese Tiefe ihrer Gefühle, die Intensität ihrer Liebe beeindruckte mich. Wie muss es sein, derart geliebt zu werden? Wie fühlt es sich wohl an, nicht mehr ohne einen anderen Menschen leben zu wollen? Ob mir das jemals vergönnt sein würde? Ich, die nicht mehr war als ein funktionierender Gegenstand – hatte ich derartiges überhaupt verdient? Es war doch lächerlich, mir so etwas auch nur zu wünschen.

Die Oper erlebte ich wie in einem Rausch. Wie mich die dramatische Musik erfasste, die tragische Geschichte einer ob der Umstände zum Scheitern verurteilten Liebe, inszeniert vor einem schlichten, geradezu minimalistischen Bühnenbild, das mit wenigen Requisiten auskam – ich war hingerissen. Als sich Tosca dann voll Kummer von der Burg stürzte, wusste ich, dass ich in der Oper eine neue Leidenschaft entdeckt hatte.

Der Abend nach der Vorstellung verlief recht unerwartet. Eigentlich ging ich davon aus, dass mein neuer Begleiter mich erst ausführen und dann ins Bett bekommen wollte, doch ich irrte mich. Wir verbrachten noch eine Stunde in einer nahe gelegenen kleinen Bar und sprachen über das Stück. Was es in mir ausgelöst hatte, welche Gedanken es in mir weckte, wollte ich ihm nicht preisgeben, das Gespräch blieb also freundlicher, aber recht oberflächlicher Natur. Danach begleitete er mich noch bis zur Haustür und verabschiedete sich sehr höflich mit dem Wunsch, mich wiedersehen zu wollen. Ob er mich nicht attraktiv fand? So recht konnte ich sein Verhalten nicht einordnen.

*

Das kleine, wütende Männchen, das mich bereits vor einigen Tagen geärgert hatte, stürmte erneut die Postfiliale.

»Haben Sie mein Paket aufgetrieben?«

»Wir haben es nicht erhalten«, antwortete ich müde. »Sie müssten bitte einen Suchauftrag aufgeben. Hier ist eine Servicenummer, die …«

»Einen Scheiß werde ich tun! Es ist Ihr Job, sich darum zu kümmern, dass ich mein Paket erhalte! Aber dazu sind Sie ja offensichtlich zu dumm.«

Ich hoffte, mich gerade verhört zu haben, doch er legte noch einmal nach. Mit hochrotem Kopf schrie er mich an: »Aber so ist das eben. Sie passen einfach in diesen Idiotenjob. Wenn ich nur einen Hauptschulabschluss hätte, müsste ich auch hier arbeiten.«

Er schnaufte schwer, riss mir die Karte mit den Servicenummern aus der Hand und rauschte hinaus.

Ich versuchte, dieses beinahe überwältigende Gefühl der Erniedrigung zu verdrängen und mich weiter der Arbeit zu widmen, doch seine Worte blieben in meinen Gedanken kleben. Zu dumm. War das etwa der Grund für all meine Schwierigkeiten? War ich schlichtweg zu dumm, um mich im Leben zurechtzufinden? So abwegig erschien mir das gar nicht, bereiteten mir doch bereits einfachste Dinge in der zwischenmenschlichen Interaktion unüberwindbare Probleme. Ebenso fielen mir die leichtesten Aufgaben oft so schwer, dass ich auch nach längerer Zeit noch vermeidbare Fehler machte. Allein, wenn ich an die Krankenpflegeschule zurückdachte, war das doch sehr auffällig. Das konnte wirklich nicht normal sein, so verhielt sich kein intelligenter Mensch. Dass ich trotzdem innerhalb kurzer Zeiträume Sudoku-Rätsel zu lösen vermochte, schien mir daher nichts mehr als ein dummer Scherz der Natur zu sein.

In mir meldete sich das Bedürfnis, dieses Erlebnis zu verdrängen, und ich wusste inzwischen doch sehr gut, wie und womit ich das Rauschen meiner Gedanken für eine kleine Zeit unterbrechen konnte. Ich musste möglichst schnell nachsehen, ob sich meine Begleitung aus der Oper gemeldet hatte, und öffnete gleich, nachdem sich meine Wohnungstür hinter mir geschlossen hatte, mein Postfach. Tatsächlich. Eine Mail von ihm. Ich strahlte.

Leider hielt meine Freude nicht lange. Konzentriert las ich seine Zeilen. Er glaubte, es ginge mir im Moment nicht gut, schrieb er. Ich machte einen sehr belasteten, abwesenden Eindruck auf ihn, was er nicht gut fände. Das wäre nicht das, wonach er suchte, darum wollte er von einem weiteren Treffen absehen und wünschte mir alles Gute.

Diese Worte deckten sich so gar nicht mit meiner Wahrnehmung des Abends. Es waren doch zauberhafte Stunden! Wir hatten uns gut unterhalten, viel miteinander gelacht. War das nur eine dumme Ausrede dafür, dass er mich nicht attraktiv fand, nicht gut genug für ihn? Etwas anderes konnte es eigentlich nicht sein.

*

Nach einem langen Tag begegnete ich einem der Nachbarn vor dem Haus. Er wohnte ein Stockwerk unter mir und lächelte immer nett, wenn wir uns zufällig begegneten. Dieses Mal sah er jedoch nicht sehr glücklich aus. Er erzählte mir, dass er seinen Schlüssel verloren hätte und der Schlüsseldienst in frühestens zwei Stunden kommen würde. Natürlich bot ich ihm an, bei mir zu warten.

»Das ist keine gute Idee«, meinte er. »Ich verpasse dann vielleicht den Schlüsseldienst und komme gar nicht mehr in meine Wohnung.«

Ich lief schnell in die meine, kochte zwei Tassen Kaffee und brachte sie ihm, was ihn durchaus zu erheitern schien. Auf der Fußmatte sitzend erzählte er mir von seinem Studium und ich ihm von meinen Träumen, und als dann ein mürrischer Mann in blauer Arbeitskleidung erschien, nahm mein Nachbar mich fest in den Arm.

»Ich würde morgen Abend als Wiedergutmachung für dich kochen. Was hältst du davon?«

Das war ein schöner Vorschlag und als auf dieses Essen eine weitere Verabredung zum Kaffee folgte und eine weitere und ein Kuss und eine gemeinsame Nacht, fühlte ich mich ihm schon fast nahe.

Die Decke über mich ziehend sah er mich an.

»Du hast ziemlich viel Spaß dabei.«

Mein skeptischer Blick blieb offenbar unbemerkt.

»Warum arbeitest du eigentlich nicht als Prostituierte? Ich wäre auch dein erster und bester Kunde. Versprochen.«

Ich konnte nicht sagen, ob diese Worte gemein waren, aber sie verletzten mich tief, und ich wusste nichts darauf zu sagen.

*

Was fortan geschah, nahm ich nicht mehr bewusst wahr. Es fühlte sich zunehmend an, als würde jemand anderes mein Leben übernehmen. Als stünde ich neben mir und sah mir dabei zu, wie ich mich immer schneller im Kreis drehte, unfähig, diesen Wahnsinn zu stoppen. Und die Geschwindigkeit meines Taumels presste mir die Luft aus den Lungen.

Beim nächsten Konflikt mit einem Kunden warf ich den Job in der Post hin. Ich probierte andere Stellen aus. Arbeitete ein paar Wochen in einem Bekleidungsgeschäft, bis man mich darauf hinwies, dass man dem Kunden nicht sagen sollte, wenn ihm ein Kleidungsstück nicht steht. Schließlich kam es nur darauf an, dass er es kaufte, nicht, wie es ihm stünde. Danach probierte ich es mit einem Praktikum im Kindergarten. Doch Kinder empfand ich als noch bedrohlicher und beängstigender als Erwachsene. Sie waren komplett unberechenbar, unkontrollierbar. Sie machten mir Angst und ich wusste absolut nicht, wie man mit ihnen kommunizierte. So dauerte auch dieser Versuch nur wenige Wochen und ich stand schon sehr bald wieder vor dem Nichts.

Existenzangst, lernte ich, ließ sich auch mit seelenlosen Affären nicht betäuben, von denen ich eine nach der anderen über mich ergehen ließ. Sie waren Rausch und Flucht zugleich. Doch gegen diese stetig wachsende Angst kam ich nicht an. Sie war größer als alles, was ich je fühlte.

Eigentlich sollte ich nun in einer Bäckerei beginnen. Ich meldete ich mich auf die Anzeige, in der Aushilfen für den Verkauf gesucht wurden und wurde ohne weitere Probleme genommen. Die ungewohnt frühen Arbeitszeiten stellten jedoch noch einmal eine ganz besondere Herausforderung dar.

05:30 – Der Wecker schrillte in das Dunkel des Schlafzimmers. Regungslos lag ich im Bett, unfähig, mich zu bewegen.

05:40 – Der Wecker lärmte noch immer. Ich zwang mich, ihn auszuschalten. Die Welt schien aus Dunkelheit und Kälte gemacht, ebenso wie ich, und diese Müdigkeit, die ich seit

Jahren spürte, wollte mich nun ersticken. Ich ließ es geschehen.

06:00 – Nun war ich schon eine halbe Stunde hinter dem Zeitplan. Von jetzt an war es nicht mehr möglich, rechtzeitig das Haus zu verlassen und pünktlich zur Arbeit zu gelangen. Meine Gedanken rasten so schnell, fassen konnte ich keinen einzigen.

06:30 – Ich kapitulierte, griff zum Mobiltelefon, schaltete es aus, drehte mich herum und schlief wieder ein. Es sollte Abend sein, als ich wieder erwachte. Ich ging davon aus, man rechnete nicht mehr damit, dass ich jemals dort erschien, und war nicht imstande, mir darüber bewusst zu werden, wie unangemessen und falsch dieses Verhalten eigentlich war.

*

Ich zog mich immer mehr zurück. Unternahm keine neuen Kontaktversuche, bemühte mich nicht mehr um eine neue Stelle. Jeder Gedanke, jede Handlung war unendlich kraftraubend, also unterließ ich beides weitestgehend. Das Kabel des Telefons zog ich aus der Dose und den immer voller werdenden Briefkasten ignorierte ich gekonnt. Das war nicht weiter schwer, denn die Wohnung verließ ich ohnehin nur noch, um das Allernötigste einzukaufen, und auch das schob ich so lange hinaus, bis mich der nicht mehr zu verdrängende Hunger vor die Tür trieb. Meine Tage und Nächte verbrachte ich fast ausnahmslos mit tiefem, aber wenig erholsamen Schlaf. Nichts anderes wollte ich, als zu schlafen. Nichts anderes konnte ich. Es schien mir, als müsste ich den unüberschaubaren Berg der über all die Jahre angestauten Erschöpfung in mühsamer Sisyphusarbeit abtragen.

KAPITEL 7

JETZT

HEUTE – ALTER: 28

Als ich einige Tage später Johannes' Namen in meinem Postfach lese, runzle ich die Stirn. Seine Hartnäckigkeit wundert mich. Ich hätte nicht den Mut gehabt, einfach einem fremden Menschen zu schreiben. Er scheint hingegen gar kein Problem damit zu haben.

»Liebe Elisabeth,

mit der Kritik ist das so eine Sache. Sie zu üben steht jedem frei. Sie zu lesen oder gar anzunehmen liegt bei dem, der kritisiert wird. Beleidigend wollte ich auf keinen Fall wirken – sollte das so angekommen sein, tut es mit wirklich leid.

Zu einem anderen Punkt: Wir sind offensichtlich in einem ähnlichen Alter. Ist es in Ordnung für dich, wenn wir uns duzen? Ich finde diese unnötigen Förmlichkeiten doch recht kapriziös.

Deine Beiträge finde ich sehr interessant, allerdings komme ich nicht umhin, weiterhin Ungereimtheiten zu entdecken. Die Logik deines Handelns erschließt sich mir nicht wirklich. Immer wieder drängt sich mir das Gefühl auf, dass du dich mit deinem Verhalten nachhaltig selbst sabotierst. So selbstzerstörerisch sollte man nicht sein.

Ich bin wirklich fasziniert von dir, vor allem von deiner für mich intellektuell sehr spannenden Sicht der Dinge und der Welt. Ist es in Ordnung für dich, wenn wir weiterhin in Kontakt bleiben?

*Liebe Grüße
Johannes*«

Seine Zeilen zu lesen hinterlässt bei mir den Eindruck, auf eine sehr merkwürdige Art berührt worden zu sein. Nicht im emotionalen Sinne. Ich fühlte mich, als wäre er mir physisch zu nahe gekommen, ohne dass ich das erwartet habe oder gar wollte.

Dieses Distanzgefühl, das Menschen normalerweise innewohnt, funktioniert bei mir nicht wirklich. Meine Nähe sieht nur zu oft wie Abstand aus, und wo man Abstand halten sollte, entstand bei mir sehr schnell zu intensive, falsche Intimität. Die stark ausgeprägte, autistische Naivität lässt mich oft vergessen, dass Menschen selten Gutes im Schilde führen und nicht immer die besten Absichten hegen. Meine Schutzschilde verschwinden einfach und machen mich damit sehr verletzbar. Ich muss mir ganz bewusst ins Gedächtnis rufen, Menschen auf Distanz zu halten, um sie nicht mit unangebrachter Nähe zu überfordern oder sie ungewollt dazu einzuladen, mir wehzutun.

Das scheint nun so ein Moment zu sein. Diese E-Mail fühlt sich nah an und ich bin mir nicht sicher, ob Nähe in diesem Fall überhaupt angebracht ist. Johannes ist schließlich nur irgendein Fremder, mit hoher Wahrscheinlichkeit ist jedwede Nähe also auszuschließen. Um keinen Konflikt zu provozieren, bleibt mir nur eine Wahl: die Kontaktaufnahme zu ignorieren.

*

Manchmal ist diese Wohnung eine schützende Festung für mich, häufig jedoch auch ein steinernes Gefängnis. Dass sich meine Existenz über eine lange Zeit hauptsächlich in ihr abgespielt hatte und ich wenig Mut und Kraft hatte, mich dem Leben zu stellen, verstärkt das zeitweise erdrückende Gefühl des Eingesperrtseins sehr.

Noch immer genieße ich es größtenteils, viel Zeit drinnen verbringen zu dürfen, allein zu sein, geschützt vor dem Außen. Es ist nicht so, dass ich die Welt da draußen ablehne. Vielmehr glaube ich, dass man mich mit der völlig falschen Ausrüstung in diese geschickt hat. Das Leben mit Autismus fühlt sich zu oft an, als verlange man von mir, im Ski-Anzug zu schwimmen: Theoretisch müsste das schon gehen, denn die Schwimmbewegungen bleiben die gleichen, egal, was man dabei trägt. Aber beim Versuch der praktischen Umsetzung geht man trotzdem gnadenlos unter.

Heute ist jedoch einer dieser Tage, an dem ich durch die Räume streife wie ein gefangenes Tier und von der Freiheit träume. Meine Einschränkungen und mein Anderssein sind die wirklich unüberwindbaren Barrieren, Mauern zwischen mir und den Anderen. Diese Mauern zu durchbrechen gelingt nur selten und ist jedes Mal ein hartes Ringen mit mir selbst.

Man kann sich eben schlecht befreien, wenn es ja eigentlich der eigene Körper ist, das eigene Sein, in dem man gefangen ist.

Um es trotzdem zu tun, zwinge ich mich gelegentlich zu Aktivitäten außerhalb meiner Komfortzone. Auch wenn ich weiß, dass mir etwas schwerfällt, dass es mich an meine Grenzen bringt, möchte ich mich nicht von meinem Autismus einschränken lassen. Dann begebe ich mich gezielt in Situationen, in denen ich mich bewusst mit Überforderung konfrontiere. An Orte, die der Horror für mich sind. Denn ich möchte mir selbst beweisen, dass ich das kann. Dass ich es aushalten und überstehen kann, dem Autismus nicht die Oberhand gewähre und meine Einschränkungen nicht mein Leben bestimmen lasse. Wenn ich danach mit wunden Sinnen und Sehnsucht nach Stille zurück in meine Höhle fliehe, nehme ich doch immer ein Stück dieser so erkämpften Normalität mit.

Darum ist es gut, dass ich heute geplant ausbreche. Das heißt nichts anderes, als dass ich mich mit einer Freundin treffe und wir gemeinsam etwas unternehmen. Gemeinsame Unternehmungen sind immer einfacher. Es beruhigt, einen Menschen neben sich zu wissen, der mit einem selbst so unvoreingenommen und freundlich umgeht, wie man es sich wünscht. Jemand, der kein Problem damit hat, wenn man einmal überstürzt aufbrechen muss, weil die Energievorräte aufgebraucht sind. Wenn man harsch reagiert, weil man aufgrund von Überreizung oder Überforderung nicht mehr in der Lage ist, den Tonfall entsprechend anzupassen. Das ist mein kleines Stück Freiheit. Und auf dieses freue ich mich auch heute.

Sonnenbrille und Kopfhörer vergesse ich nie, wenn ich mich der Außenwelt stelle. Sie bilden das klassische Autisten-Survival-Kit, das man bei sich trägt, wenn man das Haus verlässt. Im Gegensatz zu Nichtautisten haben Autisten keinen oder einen nur unzureichend funktionierenden Reizfilter, was dazu führt, dass unser Gehirn von Sinneseindrücken geflutet wird und dadurch schon nach kurzer Zeit überlastet ist. Es ist nicht in der Lage, zwischen wichtigen und unwichtigen Eindrücken zu unterscheiden. Es kann nichts ausblenden oder herunterregeln, sondern nimmt einfach alles auf, was sich im eigenen Wahrnehmungsbereich befindet, ganz gleich, ob es gerade gebraucht wird oder nicht.

Welche Sinne besonders empfindlich sind, variiert dabei von Autist zu Autist. Bei mir sind es die Licht- und Geräuschempfindlichkeit sowie der sehr sensible Geruchssinn. Mit haptischen Reizen und auch mit Berührungen kann ich meistens völlig entspannt umgehen. Vor allem, wenn sie von mir erwünscht sind und nicht unerwartet kommen. Berührungen von Menschen, die ich kenne und mag, begrüße ich sogar. Eine schlecht riechende Person in meiner Nähe bringt mich hingegen völlig zur Verzweiflung und lässt mich vor diesem Sinnesreiz fliehen.

Im schlimmsten Fall führt die Reizüberflutung des Gehirns geradewegs in einen Overload. Man kann sich das vorstellen, als würde sich die Festplatte eines Computers aufhängen, nur dass es eben im eigenen Kopf geschieht. Ist es so weit, kann man keinen klaren Gedanken mehr fassen, die Motorik wird zunehmend grober, ungeschickter, Sinneseindrücke fast schon schmerzhaft intensiv. Man fühlt sich hilflos. Kann man sich an diesem Punkt nicht zurückziehen und ausruhen, fällt man unter Umständen in den Meltdown, in dem man sich derart in die Ecke gedrängt fühlt, dass man sich nur durch einen Wutausbruch zu wehren weiß. Auf diesen folgt in der Regel der Shutdown. Man hat keine Kraft mehr, um sich zu artikulieren, um Entscheidungen zu treffen und sieht sich zu keinem vernünftigen Gedanken mehr in der Lage. Schlaf ist alles, was noch funktioniert, und die darauf folgenden Erholungszeiten sind schrecklich lang.

Dies zu vermeiden ist eine Herausforderung, die nicht immer gelingt. Man kann es ein Stück weit üben, kann ein Gefühl dafür bekommen, wie viel man sich zumuten kann und wann es besser ist, sich zurückzuziehen. Doch auch das funktioniert nicht wirklich zuverlässig.

Das alles klingt ein wenig wie eine heikle Wissenschaft. Dabei glaube ich lediglich, wir Autisten planen und durchdenken einfach all das, was bei neurotypischen Menschen mühelos und intuitiv funktioniert. Die Vorgänge in unseren Gehirnen sind also die gleichen, nur die Herangehensweise und die zur Verfügung stehenden Mittel der Verarbeitung unterscheiden sich.

*

Anne wartet bereits auf mich und schließt mich zur Begrüßung herzlich in die Arme.

»Willst du das wirklich? Du weißt, wir müssen nicht dort hin.«

»Ja, aber das Kettenkarussell!«, strahle ich. »Und die Zuckerwatte! Komm schon. Wir machen das jetzt einfach!«

Ich greife ihre Hand und ziehe sie ungeduldig in Richtung Festwiese.

Volksfeste sind ja eigentlich ein Sammelbecken von Geschmacklosigkeiten und noch immer eine deutliche Möglichkeit, die unschönen Folgen von übermäßigem Alkoholgenuss öffentlich zu demonstrieren. Aber sie haben auch diesen ganz eigenen Charme und versprechen eine Ahnung von dem, was man sich unter einer heilen Welt vorstellen mag. Wenn man die Finger tief in den warmen Papierkegel voller gebrannter Mandeln versenkt, während man ehrfürchtig zum Riesenrad hinaufschaut, scheint auf einmal alles irgendwie in Ordnung zu sein.

Schon von Weitem hören wir das Kreischen und Lachen aus den Fahrgeschäften. Betrunkene kommen uns entgegen, das Gedränge wird zunehmend dichter. Ich hasse es, wenn man drängelt und schubst, wenn Fremde gegen mich stoßen. Es ist unangenehm, Stress auslösend und abstoßend, so gar nicht wie die Berührung von Anne, bei der ich mich nun unterhake. Dicht aneinandergedrückt werden wir ein Teil der Masse.

»Wir müssen unbedingt Geisterbahn fahren, bitte!«, bettelt Anne.

Lange muss sie mich dazu sicher nicht überreden. Geisterbahnen finde ich großartig. Ich liebe diesen kindlichen, unschuldigen Grusel. Man fühlt sich ein wenig wie in einer anderen Realität und doch hat man keine Angst, denn die eigentliche Welt leuchtet durch die Ritzen der surreal und plakativ gespenstigen Kulissen.

Was mich hingegen wirklich vor Angst schreien lässt, sind lebendige Erschrecker, die durch die Bahnen schleichen und unerwartet mit ihren Gummimasken neben dir auftauchen, um dich ohne Vorwarnung zu berühren. Mein Herz schlägt dann, als wolle es mir aus der Brust springen, und ich schaffe es nie, meinen panischen Schrei zu unterdrücken, während Anne neben mir amüsiert gluckst.

*

Die Freundschaft zu Anne ist für mich ein großes Geschenk. Ich war nie mit Freunden gesegnet, denn diese intuitiv stattfindenden Vorgänge zum Aufbau und Erhalt einer Freundschaft scheine ich einfach nicht zu durchschauen.

Sex, ja, den beherrsche ich. Dabei sind die Regeln klar, jeder weiß, was er zu tun hat, und am Ende sind im besten Fall alle glücklich und zufrieden. Man weiß einfach, was das Gegenüber erwartet. Doch auf Dauer macht dieser Weg einsamer, als man sich ausmalen kann. Es ist mir ein Rätsel, woher alle diese Regeln kennen, nach denen alle zwischenmenschlichen Beziehungen funktionieren. Denn fragt man konkret danach, kann sie doch keiner benennen. Das ist einer dieser Punkte im Leben, wo ich nicht anders kann, als die kuriose Art der vermeintlich normalen Menschen einfach kopfschüttelnd hinzunehmen. Meine soziale Kompetenz und meine kommunikativen Fähigkeiten sind durch den Autismus kaum vorhanden, und es scheint, als seien sie auch nur sehr begrenzt erlernbar.

Umso wertvoller sind mir Menschen wie Anne, die es gelassen hinnimmt, wenn ich wieder etwas missverstehe, im Stress vergesse, mich regelmäßig zu melden, oder mich nicht mehr an den Namen ihres aktuellen Liebhabers erinnern kann, da er mich einfach nicht sonderlich interessiert. Sie freut sich, wenn ich ihr ehrlich sage, ob ihr die neue Jeans steht oder der

Nagellack zu ihr passt, und weiß, dass meine naive Direktheit niemals böse gemeint ist.

Ich wiederum habe gelernt, einfach zu fragen, wenn etwas unklar ist, und keine Scheu mehr zu haben, dadurch dumm zu wirken. Ob es ihr wirklich gut geht, zum Beispiel. Ob sie mich tatsächlich sehen will oder mir nur eine Verabredung nicht absagt, um mich in meinem festen Tagesablauf nicht durcheinanderzubringen.

Das Nachfragen ist in dem Fall essenziell für mich, denn das, was Menschen unter »Empathie« verstehen, kann mein Gehirn nicht leisten. In den meisten Fällen bedeutet »Empathie« ja nur zu erraten, was gerade in einer Person vorgeht, ohne dass sie es konkret benennt. Das halte ich für eine Art Zaubertrick, denn die Wahrscheinlichkeit, dass man sich dabei irrt, beträgt bei der Fülle der Möglichkeiten doch beinahe hundert Prozent. Dabei sind Autisten sehr mitfühlend. Schildert man ihnen eine Situation, denken sie sich hinein und beginnen, Empathie zu empfinden. Oft wird das so stark, dass es uns beinahe überwältigt. Vor allem, wenn wir das Gefühl oder die Situation bereits aus eigener Erfahrung kennen. Von diesen intensiven Emotionen sind wir aber oft derart überfordert, dass wir nicht wissen, wie wir sie verarbeiten, ihnen Ausdruck verleihen oder damit umgehen sollen. Also behalten wir Autisten ihre Gefühle dort, wo sie unserer Meinung nach auch hingehören: in unserem Inneren.

So richtig habe ich nie verstanden, warum selbst direkte Fragen bei Menschen, die nicht bereit sind, sich auf meine Art einzulassen, zu Missverständnissen führen. Meine klaren Worte werden von ihnen zwar verstanden, jedoch beginnt der Befragte trotzdem, nach Subtext und interpretierbaren Worten zu suchen. Findet er nichts zwischen meinen Wörtern, so steckt er zur Not eben selbst etwas hinein, das er dann triumphierend herausziehen kann. Auf diese Spielchen falle ich immer wieder herein und suche dann Fehler dort, wo sie doch eigentlich nicht liegen: bei mir.

Und ehe man sich versieht, steckt man in einem Konflikt. Ich kann nicht genau sagen, ob das bei allen Autisten zutrifft, doch für mich selbst sind Konflikte beinahe unerträglich. Sie bauen einen sehr großen Druck auf, der auf mir lastet und mich lähmt. Ich weiß nie, wie man sich dagegen wehrt, ohne gegen die Regeln der Höflichkeit und die üblichen Konventionen zu verstoßen. Ich kann nicht sagen, wie man mit Meinungsverschiedenheiten oder Streit umgeht, ohne egoistisch oder verletzend zu sein. Darum gebe ich sehr schnell, viel zu schnell, klein bei. Der andere erliegt dadurch aber zu schnell dem Trugschluss, ich gäbe klein bei, würde einlenken oder sei gar einverstanden. Dabei versuche ich durch dieses Verhalten ja nur, dem für mich so quälenden Konflikt zu entkommen. Mir fehlt also die Möglichkeit, meinem Willen probat Ausdruck zu verleihen. Ich habe keine Stimme, man kann mich nicht hören, was keinesfalls heißt, dass ich keine Meinung habe. Doch nach Außen hin wirkt es zu schnell so.

*

Anne legt ihren Kopf ein wenig schief. Eine Strähne ihres dunklen Haars rutscht dabei vor das linke Brillenglas. Mit einer routinierten Bewegung schiebt sie sie zurück hinter das Ohr. Die obligatorischen Fahrten in der Geisterbahn, dem Kettenkarussell und auf dem Riesenrad haben wir absolviert.

Auf dem Stäbchen herumbeißend, auf dem sich vor Minuten noch fünf in Schokolade gehüllte Erdbeeren befunden haben, dachte sie nach.
»Die Wahrsagerin? Ernsthaft? Du hast doch einen Knall.«
Ich lachte.
»Oder zu viel Geld. Oder beides. Ja, wahrscheinlich hast du beides. Seit du diesen Job hast, bist du fast schon verschwenderisch.«
Vielleicht hat sie recht. Ich habe tatsächlich oft das Gefühl, viel nachholen zu müssen. Die Zeit nach der Trennung, in der ich mich völlig von der Außenwelt isolierte und schon rein finanziell keine Möglichkeit zur sozialen Teilhabe hatte, hat mich sehr geprägt. Es ist belastend, sich nicht einmal einen Museumsbesuch oder eine Kinokarte erlauben zu dürfen, da es das Budget zu sehr beanspruchen würde. Man ist nicht nur durch die fehlende Arbeit ausgeschlossen und von Menschen abgeschnitten, auch die Möglichkeit zur gemeinsamen Freizeitbeschäftigung mit anderen ist begrenzt. Und nicht zuletzt hemmt auch die Scham über diesen Zustand zu sehr, um aktiv nach Kontakten zu suchen. Für Autisten, die häufiger von Arbeitslosigkeit betroffen sind und ohnehin große Kontaktschwierigkeiten haben, ist das sehr fatal. Befinden sie sich in dieser Situation, bleiben sie mit dieser Doppelbelastung nur zu oft allein und leiden sehr darunter.
»Na gut, dann eben keine Wahrsagerin. Dabei hätte mich echt einmal interessiert, wie sie mir meine Zukunft beschreiben würde.«
»Sicher nicht so düster, wie du sie dir immer ausmalst.«
Sie schimpfte mich regelmäßig für meinen leidenschaftlichen Pessimismus aus.

»Aber sag mal, Elli, gibt es gerade jemanden bei dir?«
Theatralisch stöhne ich auf.
»Natürlich nicht. Und nenn mich nicht so. Ich hasse das.«
»Aber wieso denn? Deine Trennung ist jetzt schon so lange her, meinst du nicht, es wäre mal wieder an der Zeit, es mit jemandem zu versuchen?«
»Du weißt genau, ich will mich niemandem zumuten.«

An diesem Punkt geht unsere Meinung doch sehr auseinander. Natürlich brauche ich Nähe, so wie jeder andere Mensch auch. Und oft fehlt sie mir sehr. Aber ich weiß eben auch, dass ich einem Partner deutlich mehr zumuten würde als ein Nichtautist. Ihm mehr abverlangen müsste, vor allem Verständnis und Rücksichtnahme, was zur Folge hat, dass ich vor einer ernsthaften Beziehung doch eher zurückschrecke. Niemand möchte gern eine Last sein. Schon das Bedürfnis nach Rückzug, die Notwendigkeit, viel Zeit allein zu verbringen, wird oft nicht verstanden oder als Abweisung interpretiert. Doch ohne Rückzugsmöglichkeiten, ohne Ruhe und die Zeit zur gezielten Verarbeitung von Sinneseindrücken und Gedanken kann sich das autistische Gehirn nicht erholen.

Und dann besteht natürlich auch dabei das Problem mit der Kommunikation. Menschen spielen vor allem beim romantischen Kennenlernen gerne Spielchen, nutzen gespielte Ablehnung und Zweideutigkeiten, um sich interessanter zu machen. Ich fühle mich dann aber schnell tatsächlich abgewiesen und beende verwirrt den Kontakt, was dazu führt, dass ich selten über erste Kontaktversuche hinauskomme.

Für all diese Erkenntnisse habe ich Jahre gebraucht. Musste Fehler machen und diese mit Einsamkeit bezahlen. Das Problem ist das Fehlen allgemein gültiger Gebrauchsanweisungen für zwischenmenschliche Beziehungen jedweder Art. Jede für sich ist ein Sammelsurium von Merkwürdigkeiten und Unklarheiten, von Fallstricken und Fehlerquellen. Es gibt für keine der mannigfaltigen zwischenmenschlichen Situationen ein Handbuch, eine Anleitung oder einen wie auch immer kodifizierten Satz von Regeln, an die man sich zuverlässig halten kann. Ich bin mir nicht sicher, welcher Faktor Neurotypische bei diesen Schlachten nicht untergehen lässt. Haben sie denn keine Angst vor Fehlern? Ist es ihnen gleich, wenn sie versagen oder durch ein unangebrachtes Verhalten jemanden verletzen oder gar vergraulen?

Man kann eigentlich gar nichts richtig machen, wenn die Intuition nicht funktioniert – jene mystische Gehirnfunktion, die Menschen aus dem Nichts heraus wissen lässt, was sie zu tun haben. Es wirkt auf mich, die das nicht beherrscht, sehr geheimnisvoll. Aber vielleicht ist das eigentliche Geheimnis unseres Miteinanders ja nur das Verzeihen der Fehler, die man unabsichtlich begeht. Egal, worin es besteht, für Autisten ist es immer ein unfairer Kampf, zu dem wir nahezu unbewaffnet antreten müssen.

*

Wir schlendern an einem Pony-Reitstall am Rande des Rummelplatzes vorbei. Die dumpfen Geräusche der Hufe auf dem mit Sägemehl bestreuten Holzboden lassen mich an einen Satz denken, den meine Anatomielehrerin an der Berufsschule so gern sagte. An den Urheber kann ich mich nicht mehr erinnern, auch nicht mehr an den genauen Wortlaut. Er besagte, dass man, hört man Hufgetrappel, zunächst an

Pferde denkt und nicht an Zebras. Das mag für die meisten Nichtautisten gelten, da bin ich mir sicher. Bei Autisten findet dieses Denkschema keine Anwendung, was den Unterschied zwischen uns deutlich macht. Assoziiert der Nichtautist bei dem Geräusch von trappelnden Hufen Pferde, manche vielleicht sogar Zebras, so geschieht im Gehirn des Autisten etwas anderes. Ein Autist denkt bei diesem Geräusch zuerst an alle Huftiere, die er kennt. Dann schließt er jene aus, deren Vorkommen in der Gegend, in der er sich befindet, unwahrscheinlich ist. Danach bleiben jedoch noch immer so viele übrig, dass eine klare Aussage zur Ursache des Geräuschs nicht möglich ist. Ein Autist wird also mit hoher Wahrscheinlichkeit mitteilen, dass er das Geräusch aufgrund fehlender Informationen keinem konkreten Tier zuordnen kann, und lässt sich nicht zu spontanen Assoziationen hinreißen.

Ich sollte bei Gelegenheit Anne fragen, was sie bei diesem Denkbeispiel annehmen würde. Doch nicht jetzt. Meine Sinne sind bereits ganz wund von all den Eindrücken und ich sollte langsam damit beginnen, Ruhe zu suchen und mich zu schonen, bevor mein Körper mittels eines Overloads Erholung erzwingt.

*

Kaum habe ich mich von Anne verabschiedet, setze ich die Kopfhörer auf und ziehe mein Mobiltelefon aus der Tasche. Kontrollierte, selbst gewählte Geräusche wie Musik sind sehr angenehm und dürfen gern laut sein. Umweltgeräusche hingegen entziehen sich jeder Kontrolle und Vorhersehbarkeit, sie strengen furchtbar an. Routiniert überprüfe ich die sozialen Netzwerke und das Postfach auf Neuigkeiten. Mein Körper findet schließlich alleine nach Hause. Ich muss mir gut bekannten Wegen keine Aufmerksamkeit mehr schenken. Sie sind Routine und Routine ist gut. Sie vermittelt Sicherheit und sie funktioniert selbst noch im desolatesten Zustand.

Im Gegensatz zu den kritischen Stimmen, welche die sozialen Netzwerke für die zunehmende Entfremdung voneinander verantwortlich machen, schätze ich diese sehr. Sie lassen mich Kontakte auf eine Art führen, die kontrollierter und selbstbestimmter ist, als es ohne möglich wäre. Sich schriftlich zu äußern ist so viel einfacher als verbal geführte Kommunikation. Zudem kann ich den Rhythmus selbst bestimmen und die Antwortzeit an mein Befinden anpassen. Ich habe mehr Zeit, um zu überlegen, was ich aussagen möchte und wie es aufgenommen werden könnte. Elektronisch versandte Nachrichten benötigen so viel weniger Kraft und Zeit als ein direkter Kontakt und können meiner Meinung nach trotzdem eine vergleichbare Nähe entstehen lassen. Es ist letztendlich doch alles eine Frage der Offenheit und Bereitschaft. Wenn man sich auf diese barrierefreie Möglichkeit der Kommunikation nicht einlassen möchte, wird man deren Bedeutung für Menschen mit Einschränkungen auch nicht nachvollziehen und akzeptieren können.

»Hallo Elisabeth,

nach einigem Nachdenken kam ich zu der Vermutung, dir zu nahe getreten zu sein, und möchte mich dafür entschuldigen.

Liebe Grüße
Johannes«

Das kommt in der Tat unerwartet. Nicht, dass er mit seiner Vermutung falsch liegen würde. Ich bin es nur nicht gewohnt, dass andere ihr Verhalten ebenso selbstkritisch hinterfragen, wie ich es zu tun pflege. Ich werde unruhig.

Ein neuer Kontakt weckt sofort die Angst in mir, dass man es nicht ehrlich und gut mit mir meint. Je freundlicher die Kontaktaufnahme, desto misstrauischer werde ich. Man kann das wohl den jahrelangen Misserfolgen zuschreiben, den Versuchen und dem Versagen. Irgendwann ist die eigene Seele derart vernarbt, dass man bereits zu Beginn von seinen Ängsten überwältigt wird und neue Menschen rein präventiv aus seinem Leben aussperrt. Wer nicht präsent ist, kann mich schließlich auch nicht verletzen. Dass dieses Verhalten geradezu in eine quälende Einsamkeit führt, steht außer Frage. Aber mit Einsamkeit kenne ich mich aus. Sie ist nicht angenehm, nein. Man trägt sehr schwer an ihr. Dafür ist sie mir umso vertrauter. Mit ihr kann ich trotz allem umgehen. Mit Demütigungen und Abweisungen jedoch schon lange nicht mehr.

Unsicher, ob das nun klug sei, beginne ich zu tippen. Um ihn nicht zu duzen, denn das wäre ja ein Zeichen der Nähe und des Vertrauens, kämpfe ich mit sperrigen Formulierungen.

»Hallo Johannes,

vielen Dank für die Entschuldigung. Ich freue mich über diese höfliche Geste.

Ich empfand es tatsächlich als unangemessen, dass derart private Themen angesprochen wurden. Bisher kam ich noch nicht auf den Gedanken, dass Selbsthass der Motivator hinter meinem früheren Verhalten sein könnte. Es ergibt jedoch Sinn. Danke für diese Anregung.

*Viele Grüße
Elisabeth«*

Ich schicke diese Zeilen ab, ohne weiter darüber nachzudenken, und bereue es nur eine Sekunde später wieder. Meine Impulsivität, die ich so gut im Griff wähnte, schlägt doch immer wieder mal zu. Vor allem, wenn ich so ausgelaugt bin wie in diesem Moment. Und nun kann ich es nicht mehr ungeschehen machen. Ich könnte schreien vor Wut!

Mit dem Gedanken, mich selbst derart zu hassen, dass ich mich in mir schadende Situationen gebracht haben könnte, habe ich mich noch nicht wirklich auseinandergesetzt und doch ergibt es so viel Sinn. Ihm das einzugestehen ist jedoch eine andere Sache. So etwas macht man mit sich aus und nicht mit einem fremden, gesichtslosen und, ja, dazu auch noch anmaßenden Menschen. Wie dumm ich mich gerade fühle. Ein Gefühl, das ich nur zu gut kenne.

KAPITEL 8

SALEM

VOR NEUNZEHN JAHREN – ALTER: 9

Entgegen meiner Hoffnung ließ Matthias seiner Drohung bereits am nächsten Schultag Taten folgen. Bislang war ich nur »*die Komische*« gewesen, die für sich blieb, keine Freunde hatte, wenig sagte und sich merkwürdig verhielt. Nun wurde ich dank seiner blühenden Fantasie und zu einer Abenteuergeschichte ausgeschmückten Erzählung zu Elli Popelli, der Hexe, die magische Kräfte hatte, Menschen verhexte und sich verrückt verhielt, wenn man sie anfasste. Ich hätte nie gedacht, dass ich mich danach zurücksehnte, für alle *die Komische* zu sein.

Eigentlich liebte ich die Schule. Zumindest zeitweise. Während des regulären Unterrichts etwa, wenn Ruhe herrschte im Klassenraum und man genau wusste, was zu tun war. Still sitzen zum Beispiel. Und zuhören. Das Lernen fiel mir selten schwer. Zu lesen hatte ich bereits während der Kindergartenzeit gelernt und das Einmaleins unterforderte mich genauso wie die meisten anderen meiner Klassenkameraden. Ich tat mich weder als besonders gute noch als besonders schlechte

Schülerin hervor; ich versuchte alles, um mich gar nicht hervorzutun. Nur meine wirklich schlechte Handschrift brachte mir ab und zu einen strengen Tadel ein. Dann fokussierte sich die Aufmerksamkeit der Lehrerin auf mich und ich fühlte mich unwohl in meiner Haut. Doch am schlimmsten war es, wenn ich an die Tafel musste. Die Aufgaben waren dabei in der Regel nicht das Problem. Die bohrenden Blicke meiner Klassenkameraden waren es, die Panik in mir entstehen ließen. Am glücklichsten war ich, wenn ich einen Schultag hinter mich brachte, ohne aufgefallen oder bemerkt worden zu sein.

Das gelang nicht immer. Vor allem der Sportunterricht war die Hölle. Wenn man mir beim Völkerball einen Ball zuwarf und dieser ungefangen an mir abprallte und zu Boden fiel, schossen mir ob des Gelächters Tränen in die Augen. Die Regeln des Spiels erschlossen sich mir nie und ich war völlig überfordert von den ständig hin und her rennenden, schreienden Kindern. Dass mich niemand freiwillig in seinem Team haben wollte, war wenig erstaunlich. Ich weiß nicht, wie oft ich vom Schwebebalken gefallen bin, und beim Schwimmunterricht ertrank ich beinahe, als der Lehrer mich zum Seepferdchen zu treiben versuchte. Ich bekam die Koordination meiner Arme und Beine einfach nicht in den Griff. Es fühlte sich an, als hätte ich deutlich zu viele Gliedmaßen, die ich einfach nicht alle gleichzeitig kontrolliert bewegen konnte.

Erst viele Jahre später begriff ich, dass ich gerade deshalb so häufig an die Tafel musste, weil ich es so unbedingt zu vermeiden versuchte. Wenn die Lehrerin nach Freiwilligen suchte, ließ ich meinen Blick umherschweifen in der Hoffnung, dass sie mich nicht sehen konnte, wenn ich sie nicht sah. Aber es ging selten gut. Weil ich mich so sehr darauf konzentrierte, unsichtbar zu wirken, fiel mir selber nicht auf, wie ihr Auswahlprozess funktionierte. Dabei ging er immer nach demselben Muster vonstatten. Die Einser-Schüler in unserer Klasse meldeten sich grundsätzlich, wenn die Lehrerin eine Frage stellte, erst recht, wenn es darum ging, an der Tafel etwas vorzurechnen oder zu schreiben. Sie wurden ein oder zwei Mal drangenommen, sonst aber geflissentlich ignoriert. Die Lehrerin war nicht auf der Suche nach Willigen, sondern auf der Jagd nach Unwilligen. Ich rede mir ein, dass sie es aus dem festen Glauben heraus tat, Kinder fördern zu wollen; vermutete, um ehrlich zu sein, aber, dass sie einfach nur böse war.

Mich erwischte es wieder einmal ein paar Tage nach dem Vorfall mit Matthias. Die Lehrerin schrieb eine Matheaufgabe an die Tafel und sah herausfordernd in die Klasse. Ich hielt die Luft an. Nur nicht auffallen.

»Elisabeth? Möchtest du die Aufgabe für uns lösen?«

Ich hasste es, wenn Erwachsene so redeten. Es war bevormundend, aber auf eine subtile Art, die mich aggressiv machte. Aufforderungen, die mit »Möchtest du« eingeleitet wurden, waren nie Tätigkeiten, die man machen wollte, sondern immer Dinge, die man machen musste. Ich fragte mich, warum Erwachsene diese Formulierung nutzten und kam zum Schluss, dass sie insgeheim wussten, wie doof es für den Gefragten war. Mit dieser Phrase versuchten sie vermutlich, die Verantwortung für das Ungemach, das sie verursachten, von sich zu schieben, hin zur Person, die mit der Tätigkeit beauftragt wurde. Ich glaubte, wir seien insgeheim alle Feiglinge. Auch die Erwachsenen.

Natürlich mochte ich nicht an die Tafel, und ich wollte auch nicht eine Aufgabe »für uns« lösen. Matthias und die anderen hatten mir klar zu verstehen gegeben, dass es kein »uns« gab. Nur ein »sie gegen mich«.

»Elisabeth?«

Ich wurde aus meinen Gedanken gerissen. Wenn ich im Unterricht saß, schaute ich selten zu den Lehrenden. Es half mir beim Konzentrieren, beim Zuhören etwas zu tun. Neben meinem Schulheft lag immer ein DIN A7-Heft mit Kästchen. Pro Schulstunde malte ich eine Seite mit einem Schachbrettmuster aus. Ganz ordentlich und nie über den Rand der Kästchen. Als mich die Lehrerin aufrief, hatte ich gerade mal ein Drittel geschafft. Ich schaute zu ihr.

»Elisabeth? Magst du *bitte* nach vorn kommen?«

Ich biss mir auf die Lippen. Ohne hinzuschauen, wusste ich, dass Matthias und die anderen mich beobachteten. Ich war ja schon ein gefundenes Fressen, wenn ich mich unauffällig verhielt. Jetzt würde ich Freiwild sein.

Ich spürte jeden einzelnen ihrer Blicke, während ich nach vorn an die Tafel ging. Ich war mir sicher, sie warteten nur darauf, dass ich einen Fehler machte. Und die Chancen standen gut. Es war einfacher aufzuzählen, was ich nicht falsch machen konnte. Was für die anderen Kinder selbstverständlich schien, einfachste, alltägliche Dinge, entpuppte sich für mich als Herausforderung: Wie erhob man sich würdevoll von seinem Stuhl? Hob man ihn an, um kein Geräusch zu verursachen, oder schob man ihn quietschend zurück? Saß die Kleidung noch, war etwas verrutscht, hochgerutscht, runtergerutscht? Was macht das Gesicht? Schneidet man schon wieder merkwürdige Grimassen und merkt es nicht?

Mit welcher Schrittgeschwindigkeit ging man nach vorn an die Tafel? Schnellen Schrittes oder langsam und bedächtig? Und was machte man mit den Händen? Schwangen die beim Laufen mit? Wie weit schwenkten sie aus? Oder steckte man sie in die Hosentasche? Wie hoch war das Risiko, dabei hinzufallen und sich die Zähne auszuschlagen? Es gab so viel zu bedenken, wenn man vor Menschen irgendwohin laufen musste: aufrecht gehen, nicht gebückt, wie es der Instinkt wollte. Nicht schlurfen, sondern feste Schritte. Die Hände alles machend, nur keine Unsicherheit ausstrahlend. Bloß nicht komisch wirken. Bloß nicht auffallen.

Ich kam schweißgebadet an der Tafel an. Zittrige Hände, leerer Kopf. Ich wusste nicht, was jetzt zu tun war. Dabei war Mathe doch gar nicht so schwierig für mich.

»El-li – Po-pell-i, El-li – Po-pell-li«, sang es in meinem Kopf, leise, aber hörbar spöttisch.

Ich starrte in den Klassenraum. Es schien, als wären ihre Augen größer, ihre Abscheu spürbarer geworden.

»Hier vorne spielt die Musik, Elisabeth«, sagte die Lehrerin. Die anderen Kinder kicherten. Ich wurde rot. Wie dumm von mir. Warum hatte ich mich so blöd angestellt und mich der Klasse zugewandt? Ich drehte mich um und starrte jetzt auf die Tafel. Dort, wo es eine Aufgabe zu lösen gab, sah ich nur Fragen: Stand mein Mund offen? Hing schon Speichel raus? Was machten meine Hände? Oh Gott, hatte ich einen Finger im Mund?

»Elisabeth, schau dir die Aufgabe an und zeig uns, wie du sie lösen würdest.«

Die Lehrerin tat alles, um nett zu klingen, das war auffällig. Sie wollte mir nichts Böses. Aber alles, was ich hörte, war:

»El-li – Po-pell-i, El-li – Po-pell-i«, immer lauter werdend. Rhythmisch. Anstrengend.

Mit meinem Kopf war alles falsch. Ich sah die Aufgabe, ich nahm sie wahr, ich wusste, dass ich sie lösen konnte, sie war einfach, ich hatte sie in dem Augenblick gelöst, als die Lehrerin sie an die Tafel schrieb. Aber jetzt, hier vorn, unter den nach meinem Versagen gierenden Augen der anderen Schüler, begriff ich nichts. Mein Kopf war leer.

Ich hatte das Gefühl, dass alles näher kam: Die Wände des Klassenraums, die Stühle, Tische, die Augen der Klassenkameradinnen, ihre nur für mich hörbaren Stimmen – *El-li-Po-pell-i, El-li Po-pell-i* –, die Lehrerin, die Luft, oh mein Gott, die Luft. Es war stickig; spüren, wie meine Lunge angestrengt versuchte, den letzten Rest Sauerstoff aus der viel zu warmen Raumluft zu filtern. Und in meinem Kopf: ein dumpfes Schlagen wie an eine kaputte Glocke. Immer und immer wieder. Blitze, Gewitter, und dann: Dunkelheit.

*

Ich war nicht mehr da. Ich war woanders. Mein Oberkörper schwang vor und zurück, ich hielt meine Knie umklammert, drückte sie an meine Brust. Irgendwas, irgendwas Böses, Feindliches, versuchte, meine Hände von meinen Knien zu ziehen, mein Name wurde gerufen, leise, lauter – *Elisabeth … ElisaBETH … ELISABETH* –, Tentakel zogen an meinen Armen, zogen sie fort von mir, rissen an mir, ich wollte schreien, ich wollte schlagen, also schrie ich, schlug ich.

Sie erzählten meiner Mutter, als sie mich später abholte, ich hätte nach meiner Lehrerin getreten. Ich hätte sie geschlagen, als sie versuchte, mich zu beruhigen, während ich in der Ecke des Klassenraums hockte und vor und zurück wippte. Anfangs, so sagte man, hatten die Kinder gelacht. Aber mit jeder Minute, mit der mein Hin-und-her-Wiegen andauerte, verstummte das Gelächter ein wenig mehr. Das Rufen der Lehrerin wurde lauter, bis sie an mir rüttelte und ich zuschlug. Man beschloss, so meine Lehrerin und Mutter einvernehmlich, es einfach zu vergessen.

*

»Was hast du dir denn dabei gedacht?«, fragte meine Mutter auf dem Weg nach Hause. Ich schwieg. Wie soll man das, was in meinem Kopf war, denn in Worte fassen? Ich fragte mich nur eins: Wie machten das die anderen, das mit dem Normalsein? Ich sprach die Frage nicht aus. Man würde nur wieder darüber lachen.

*

Meine Eltern vertraten den Standpunkt, dass es für die Entwicklung eines Kindes wichtig sei, ein Instrument zu spielen. Zudem war es eine gute Möglichkeit, mich ein Mal pro Woche von den Büchern fort und in die Gesellschaft von Menschen zu bekommen. Eine musikalische Ausbildung, dachten meine Eltern, würde mir vielleicht auch dabei helfen, Anschluss zu finden. Ich hatte nichts dagegen. Einzig die Wahl des Instruments bereitete mir Kummer. Mein Wunsch war es, Geige spielen zu lernen. Ich stellte mir vor, wie meine eigentlich so ungeschickten Finger elegant über den Steg der Geige glitten, während ich den Saiten mit dem Bogen himmlische Töne entlockte. Die Realität machte mir bei meinen Fantasien, in denen ich bereits als aufstrebender Nachwuchsstar die Welt bereiste, leider bald einen Strich durch die Rechnung. In der örtlichen Musikschule konnte man so einiges erlernen, aber ausgerechnet einen Geigenlehrer gab es nicht. Die große, klobige Gitarre, deren riesiger Korpus sich fremd anfühlte, sollte daher einen Kompromiss zwischen dem Wunsch nach einem Saiteninstrument und dem angebotenen Unterrichtsprogramm bilden.

*

Immer donnerstags nach der Schule holte ich mein Fahrrad aus der Garage und machte mich auf den etwa drei Kilometer langen Weg zum Gitarrenunterricht. Ich sah mich während der Fahrt oft um, um zu kontrollieren, ob meine Tasche noch immer in dem Fahrradkorb auf dem Gepäckträger lag. Natürlich hatte ich sie sorgfältig hineingelegt, aber der Korb befand sich beim Fahren nicht in meinem Blickfeld und entzog sich so meiner Kontrolle. Ich hasste es, wenn sich etwas meiner Kontrolle entzog. Es wurde somit zum Unsicherheitsfaktor, zu einem potenziellen Problem. Und Probleme hatte ich wahrlich genug.

Es war nicht einfach für mich, das Gleichgewicht zu halten. Mein Fahrrad, das etwas zu groß für mich war – in dieser Sache vertrat meine Mutter eine ähnliche Position wie bei Kleidung: Das Kind wächst da schon noch rein –, die Tasche mit dem Lehrbuch im Korb und die Gitarrentasche quer über den Rücken geschnallt, wurde meine Fahrt in die Musikschule zu einer durchaus wackeligen Angelegenheit. Wie soll man aber auch nur ein Mindestmaß an Körperkontrolle entwickeln, wenn man nicht spürt, wo der eigene Körper endet und die Welt begann? Wenn ich die Augen schloss, konnte ich nicht sagen, wo meine Finger oder meine Zehen endeten. Nur manchmal, wenn meine Mutter beim Zubettgehen die Bettdecke ganz eng um mich herumwickelte, spürte ich meine körperlichen Begrenzungen und bekam eine Ahnung, wie meine äußere Form gestaltet sein konnte.

Meine Mutter fuhr den Weg zur Musikschule mehrere Male mit mir gemeinsam, bevor ich überhaupt mit dem Unterricht begann. Anfangs war sie vor mir, nachher an meiner Seite und am Ende radelte sie mit etwas Abstand hinter mir her. Dadurch wusste sie genau, wie lange ich in etwa für die Entfernung brauchte und ab welcher Verspätung es angebracht war, sich Sorgen zu machen. Mir wiederum vermittelte es ein Gefühl der Sicherheit. Die Gefahr, dass ich mich verfuhr, sank außerdem gen Null.

So machte sie es oft mit mir. Es war ihr durchaus bewusst, dass mir vieles, was für andere so selbstverständlich war, schwerfiel. Doch das war in ihren Augen keine Entschuldigung dafür, es nicht zu tun. Sich aus Angst oder Unsicherheit vor etwas zu drücken war in ihren Augen einfach keine Option. Sie verlangte keine Perfektion, aber zumindest die Überwindung der Furcht und wenigstens einen Versuch. Selbstständigkeit hielt sie für eine äußerst wichtige Fähigkeit und so übte sie mit mir, bis ich es allein konnte. Egal, ob es um das Fahrradfahren oder um das Braten eines Spiegeleis ging.

Im Nachhinein betrachtet ist es bemerkenswert, dass man erst erwachsen werden muss, um eine derart mühevolle und Geduld erfordernde Erziehung schätzen zu lernen.

*

Nach einem halben Jahr des Unterrichts quälte ich mich noch immer durch die simplen Melodien von »Fuchs, du hast die Gans gestohlen« und anderen eher wenig komplexen Kinderliedern und starrte dabei konzentriert auf meine Finger, die versuchten, die Saiten an den richtigen Stellen herunterzudrücken. Herr Lauer stand wie immer mit dem Rücken zum Fenster, die Hände auf den Heizkörper gestützt, und hob bei jedem falsch gezupften Ton die rechte Braue. Der entsprechende Gesichtsmuskel war infolge meines doch eher zweifelhaften Talents wohl der am stärksten trainierte seines Körpers.

Er putzte seine eckige, rahmenlose Brille mit dem Zipfel seines Hemdes, während ich seinen Gesichtsausdruck mehr ratend als erkennend unter »müde oder erschöpft« einordnete.

»Vielleicht mag mich das Instrument nicht«, mutmaßte ich, als wolle ich das akustische Elend damit entschuldigen.

»Blödsinn«, sagte Herr Lauer. »Du hältst die Gitarre, als würde sie dich jeden Augenblick beißen. Als ob du Angst vor ihr hast.«

Sich die Brille wieder auf die Nase setzend kam er auf mich zu, nahm mein Instrument und drehte es, eine Hand am Korpus und eine am Hals, langsam hin und her.

»Hast du dich eigentlich je mit ihr beschäftigt? Dich mit ihr auseinandergesetzt?«

Das klang sehr merkwürdig. Statt zu antworten, sah ich ihn nur fragend an.

»Stell dir vor, deine Gitarre ist ein Mensch und du willst dich mit ihm anfreunden. Dazu musst du dir schon ein bisschen Mühe geben. Freundschaft wird einem ja nicht geschenkt.«

Damit traf er den Nagel beziehungsweise meine soziale Unfähigkeit auf den Kopf. Er führte mir mit nur drei Sätzen vor Augen, wie sehr ich in diesem Bereich versagte. Offenbar schien ich nicht einmal ein lebloses Stück Holz von mir überzeugen zu können.

»Schau mal«, sagte er. »Die Gitarre hat einen Kopf, einen Hals und einen Körper, so wie du. Was hat sie nicht?«

Das war eine komische Frage, aber immerhin konnte ich diese beantworten.

»Arme und Beine«, sagte ich.

»Genau. Das bedeutet, dass du Arme und Beine für die Gitarre sein musst. Ihr beide bildet eine Einheit. Wenn ihr euch besser kennenlernt und eins werdet, dann bist du die Gliedmaßen für deine Gitarre und die Gitarre ist wiederum deine Stimme. Du musst alles über sie wissen, um sie zu verstehen. Verstehst du jetzt besser, warum es wichtig ist, mit einem Instrument Freundschaft zu schließen?«

Ich verstand und nahm Herrn Lauer ernster, als er es vermutlich beabsichtigte. Ich nahm ihn wörtlich.

*

Aus der Schulbücherei entlieh ich mehrere Bücher über die Geschichte der Gitarre, ihren Aufbau, ihre Herstellung. Ich beschäftigte mich mit den verschiedenen Arten und saugte jeden Fakt begierig auf.

Die meisten Gitarren haben den gleichen Aufbau. Kopf, Hals, Korpus. Der Kopf besteht aus Kopfplatte, Wirbel, Stimmmechanik und Sattel. Der Sattel verbindet den Kopf der Gitarre mit ihrem Griffbrett, dem wichtigsten Teil des Halses.

Dieses Griffbrett wird unterteilt durch die Bundstäbchen, die, ebenso wie die Punkte im 3., 5., 7., 9. und 12. Bund, Orientierung beim Greifen bieten. Diese Hilfe konnte mein fehlendes Talent zwar nicht kaschieren, war aber dennoch zweifellos ein Vorteil gegenüber der Geige, an deren Hals es gar keine Unterstützung beim Greifen gab. Das Griffbrett war am Korpus befestigt. Meine Gitarre hatte in ihrer Decke oberhalb des Stegs, an dem die Saiten befestigt waren, ein Schallloch, weil der Korpus als Resonanzkörper diente. Meine Gitarre war eine normale Konzertgitarre für Anfänger, aber es gibt auch noch Flamenco-Gitarren, Western-Gitarren, deren Stahlsaiten wohl schnell an den Fingerkuppen schmerzen, Zwölfsaitige Gitarren, bei denen jeweils zwei Saiten einen Chor bilden, oder auch Sieben-, Acht-, Zehn- oder auch Elfsaitige sowie Gitarren mit zwei oder drei Hälsen. Andere Gitarren haben keinen Resonanzkörper und brauchen einen Verstärker, wie zum Beispiel Elektro- oder Halbakustik-Gitarren. Das waren sehr viele Arten eines einzigen Instruments und auf keiner davon hätte ich weniger stümperhaft geklungen.

Neben der Größe einer Gitarre ist auch die Mensur entscheidend, also ihre Abmessung und ihr Maßverhältnis. Es gibt Gitarren für Kinder und sogar spezielle Größen und Mensuren für Frauen. Prince, zum Beispiel, hat auf einer Gitarre gespielt, die für Frauen gebaut war. Es gibt verschiedene Größen für Kinder, die sich alle an einer Standard-Gitarrengröße orientieren: ¼, ½, ¾ und ⅞. Offenbar war meine normal groß, eine Gitarre für Erwachsene. Je nach Art der Gitarre wird unterschiedliches Klangholz verwendet. Bei billigen Gitarren wird meist Sperrholz verarbeitet; je teurer sie ist, desto öfter kommt Massivholz zum Einsatz.

Das Schallloch meines Instruments war mit einer Mosaikeinlage verziert. Ich lernte, dass man an der Mosaikeinlage erkennen konnte, ob man eine gute oder eine billige Gitarre besaß. Die in Herrn Lauers Gitarre war sehr feingliedrig, sie wies viele Details in verschiedenen Farben auf. Ein wiederkehrendes Element, ein Dreieck, war aus einem leicht glänzenden Material, das nach Elfenbein aussah. Aber ich konnte mir nicht vorstellen, dass es erlaubt war, die Stoßzähne von Elefanten für solch einen Zweck zu nutzen. Ganz sicher war das nur Kunststoff. Dazu gab es rote, blaue und braune Elemente, die mit den Dreiecken ein Muster ergaben, das ich sehr hübsch fand. Meine Mosaikeinlage bestand nur aus Kreisen in unterschiedlicher Breite. Alle Linien waren in Brauntönen gehalten. Sie wirkte geradezu langweilig, wenn man beide miteinander verglich.

*

»Ich weiß es nicht«, sagte Herr Lauer einige Wochen später.
Ich runzelte die Stirn.
»Sie wissen nicht, aus welchem Holz Ihre Gitarre ist?«
Er wirkte amüsiert.
»Weißt du es denn bei deiner?«
Ich nickte, stolz, mein neues Wissen verwenden zu können.
»Der Boden und die Zargen sind aus Lindenholz, das Griffbrett aus Palisander, die Decke ist aus Sperrholz, welches aber auch aus Linde gemacht wurde. Recht billig verarbeitet. Dementsprechend ist der Klang meiner Gitarre auch nicht so gut wie der von Ihrer. Das ist für Anfänger aber auch nicht so wichtig.«

»Da hat sich aber jemand schlau gemacht.« Herr Lauer lächelte. »Haben dir das deine Eltern gesagt?«

»Nein, ich habe ganz viel darüber gelesen. Man kann es einfach erkennen.«

»Glaubst du? Dann zeig mal, was du kannst. Welches Holz vermutest du bei meiner?«

»Das ist schwierig zu sagen, da müsste ich sie wohl aus der Nähe sehen.«

Mein Lehrer nahm den Gitarrenhals in die Hand und hielt mir den Korpus hin. Ich war verunsichert, hatte ich doch meine Aussage nicht als Aufforderung gemeint. Ich wollte doch lediglich zeigen, dass ich mir seinen Rat zu Herzen genommen hatte. Was sollte ich nun tun? Immerhin war das eine Lehrergitarre. Ich wusste nicht, dass man Lehrergitarren anfassen durfte.

Er nickte mir zu. Das stellte wohl seine Zustimmung dar. Zaghaft griff ich zu.

Die Gitarre war leichter als meine, obwohl sie größer war, was mich erstaunte. Ihr Holz war dunkler und fühlte sich viel weicher an. Ehrfürchtig strich ich über ihre Decke. Es war fast, wie ein fremdes Baby zu halten. Man hatte Angst, aus Versehen zu fest zuzudrücken, eine Delle zu verursachen, sie fallen zu lassen. Nach einigem Überlegen tippte ich auf Walnuss.

»Richtig geraten, kleiner Professor.«

Jedes Holz, das im Gitarrenbau verwendet wurde, brachte eine besondere Eigenschaft mit, wusste ich. Ahorn hat einen sehr klaren Klang. Seine Festigkeit macht es ideal für die Fertigung von Gitarrenhälsen. Ebenholz ist sehr teuer und kommt nur bei ganz besonderen Gitarren vor. Es ist dunkel, fast schwarz, und wird gern für Griffbretter und Stege verwendet. Fichte gibt es in fast jeder Preisklasse. Der Klang ist sehr warm und die Festigkeit für alle Fertigungszwecke geeignet, während Zeder zwar teurer ist, aber vom Klang her nicht mit ähnlich kostspieligen Tonhölzern mithalten kann. Palisander und Mahagoni sind sowohl aufgrund ihrer Farbe als auch wegen ihres Klangs bei vielen Gitarrenbauern beliebt. Dass mein Gitarrenlehrer Walnuss gewählt hatte, war fast logisch. Walnuss sorgte für einen sehr ausgewogenen Klang in jeder Höhe, dazu war die Farbe recht außergewöhnlich. Linde hingegen kommt als Sperrholz oft in günstigen Gitarren zum Einsatz, so wie auch in meiner.

*

Ich hielt mir die blutigen Knie und biss mir auf die Lippen, um das Schluchzen zu unterdrücken. Mein Fahrrad lag neben mir auf dem Boden, der nach mir geworfene Ast hatte ein paar der Speichen zerbrochen. Mit tränennassen Augen beobachtete ich, wie Matthias und seine Kumpels lachend fortliefen. Als ich mich aufrichtete, bemerkte ich, wie die Gitarrentasche im Bereich des Halses merkwürdig schief zur Seite hing.

KAPITEL 9

VEREIN-NAHMUNG

VOR SECHS JAHREN – ALTER: 22

Ich hätte gern dieses schrille Läuten an der Tür selbst abgestellt, hatte jedoch nicht die geringste Ahnung, wie das funktionierte. Der kleine weiße Kasten über der Haustür war Quelle und Verursacher dieses durchdringenden Geräuschs. Doch ihn zu öffnen und herauszufinden, wie man ihn verstummen ließ, überstieg meine Konzentrationsfähigkeit. Ich drückte das Kissen auf meinen Kopf und wartete, bis der Klingelnde von selbst aufgab. Schlaf war alles, woran ich denken wollte.

Wenn schon nicht meine innere, so zwang mich doch die unendliche Leere des Kühlschranks, das Haus zu verlassen, so sehr es mir auch widerstrebte. Erledigte ich das gleich, wäre ich umso eher wieder Zuhause, überlegte ich. Übellaunig griff ich nach der Handtasche und dem bereit liegenden Zettel.

Eigentlich brauchte ich keinen Einkaufszettel. Mein Bedürfnis nach Gleichförmigkeit und Routinen und die Angewohnheit, doch beinahe immer die gleichen Lebensmittel zu essen, machten einen Einkauf nicht gerade zu einem herausfordernden Gedächtnistraining. Trotzdem gehörte eine Liste für mich dazu, ich vergaß sie nie.

Meine derzeitige Zerstreutheit zeigte sich aber anderweitig. Die Kassiererin schob bereits in rasendem Tempo Waren über den Scanner, da fiel mir auf, dass ich meine Einkaufstasche vergessen hatte. Das war unerwartet und versetzte mich in unfassbaren Stress. Die Sachen stapelten sich bereits, die Kassiererin wurde ungeduldig und ich fürchtete eine drohende Konfliktsituation. Ob sie mich tatsächlich so böse anschaute, oder ich mir das nur einredete, spielte für mich keine Rolle. Es änderte ja nichts daran, dass es höchst unangenehm für mich war.

Sie wies mich darauf hin, dass unter dem Warenband Tüten bereitlagen. Ich griff nach einer davon und begann endlich, meine Einkäufe darin zu verstauen. Dass es eine aus Papier war, fiel mir jedoch erst auf, als sich die Hälfte der Sachen bereits darin befanden. Von System konnte dabei nun auch nicht mehr die Rede sein. Hektisch und voller Stress verräumte ich alles und fürchtete, dass das Obst furchtbar zerquetscht sein würde, wenn ich es wieder auspackte.

Als ich endlich meine Geldbörse in der Handtasche verstaut hatte und hastig nach der übervollen Tüte griff, schien das Geräusch der reißenden Tüte den ganzen Supermarkt verstummen zu lassen. Mir war, als drehten sich alle Anwesenden um und beobachteten gemeinsam mit mir, wie der Tüteninhalt in Zeitlupe zu Boden fiel und sich über den gesamten Kassenbereich verteilte. Mit dem lauten Klirren des Nutellaglases schien diese surreale Langsamkeit beendet, alles bewegte sich wieder so schnell wie zuvor und die Geräusche stürzten wie eine akustische Brandung auf mich ein.

Ich blickte auf das Malheur, dann zur Kassiererin, dann wieder zurück. Genervt lehnte sie sich zur Seite und drückte auf den Knopf ihres Mikrofons.

»Kasse vier bitte sauber machen. Kasse vier, bitte.«

Die Menschen in der Schlange murmelten und schimpften, verärgert ob der von mir verursachten Verzögerung.

Den Tränen nahe und mit der Situation restlos überfordert, stand ich dort wie ein Häufchen Elend. Ein bereits erwachsenes Häufchen Elend, das genau wusste, wie wenig Tränen in der Öffentlichkeit angebracht sind.

»Entschuldigung, darf ich bitte durch?«

Ein dunkelblonder Wuschelkopf drängelte sich durch die Schlange nach vorne und hielt mir einen schwarzen Korb mit silberfarbenem Henkel entgegen.

»Nimm den. Warte, ich helfe dir. Wir packen einfach alles rein, was nicht kaputtgegangen ist.«

Wie versteinert stand ich da und sah ihm zu, wie er vor mir hockend nach den verstreuten Dingen griff. In den Händen hielt ich diesen Korb, der mit jedem von ihm hineingelegten Gegenstand etwas schwerer wurde. Er strahlte mich an.

»Alles erledigt. Wartest du hier auf mich?«

Bevor ich antworten konnte, verschwand er in der Schlange und ich war den bösen Blicken der umstehenden Menschen wieder allein ausgesetzt.

An den Tisch gelehnt, auf dem man seine Siebensachen verstaut, fand er mich kurz darauf wieder.

»Und? Alles wieder okay?«, fragte er mich, in der Hand eine der stabilen Plastiktüten. Er war in etwa so groß wie ich und seine grau-blauen Augen schauten mich sehr freundlich an.
»Wo kann ich den Korb denn wieder abholen?«
Ich bedankte mich schüchtern bei ihm, nannte meinen Namen und meine Adresse und hoffte dabei, in all meiner Verwirrung nicht allzu abweisend zu wirken.
»Elisabeth. Wie schön. Ich heiße Henri. Bis später dann.«
Entspannt schlenderte er nach draußen.

*

Noch ganz baff von dem eben Geschehenen stolperte ich nach Hause. Während ich die zermatschten Tomaten, die recht mitgenommene Butter und die eingedellte Dose Mais wegräumte, dachte ich an Henri. Wie er diese Situation einfach gerettet hatte, als sei eigentlich nichts gewesen, beeindruckte mich sehr. Ich strich ganz versunken über den Apfel, der schon eine dicke braune Stelle bekam, da riss mich die Klingel aus meinen Überlegungen. Wie aus Gewohnheit wollte ich sie fast schon wieder ignorieren. Ich wollte doch nicht gestört werden, hier in meinem sicheren Rückzugsort, in dem ich die Welt dort draußen aussperren konnte. Aber da war ja noch der Korb, dessen Abholung Henri angekündigt hatte. Konnte er das schon sein?
Schnell fuhr ich mir mit den Fingerspitzen durchs Haar, hoffend, dass es wie durch ein Wunder plötzlich wahnsinnig attraktiv und anziehend, quasi flüssiger Seide gleich über meine Schultern fallen würde und rannte zur Tür. Nicht ohne

vorher noch über meine Schuhe zu stolpern und beinahe die Haustür zu rammen. Natürlich.

Wie ganz heimlich von mir gehofft, stand er tatsächlich vor der Tür.

»Hallo!«, lächelte ich unsicher. »Schön dich zu sehen.«

Er reichte mir ein Glas Nutella.

»Das große. Da musst du nicht so schnell wieder so etwas Schweres tragen.«

Statt nach dem Glas zu greifen, langte ich mir mit einer Hand an die Stirn. Der Korb! Ich hatte seinen Korb in der Küche stehen lassen!

Eine hastige Bewegung später hielt er das Glas wieder in den Händen.

»Du hast einen Hang zur Zerstörung, kann das sein? Fast wäre das hier auch noch draufgegangen.«

Meine Schusseligkeit war mir unendlich peinlich, doch statt verärgert zu sein, strahlte er noch immer eine bemerkenswerte Gelassenheit und Ruhe aus.

»Hey, ist doch nicht so schlimm. Wie wär's, wollen wir einen Kaffee trinken gehen? Jetzt gleich?«

Er war noch immer nicht völlig entsetzt von mir? Was stimmte bloß nicht mit ihm? Andererseits – interessant wirkte er ja schon, und wenn ich ehrlich war, konnte ich gar nicht anders, als seinem Vorschlag zuzustimmen.

*

Der Nachmittag mit ihm war sehr angenehm. Wir saßen in dem ruhigen, schattigen Hinterhof eines kleinen Cafés, in dem nur wenige Tische standen und unterhielten uns derart intensiv, dass wir gar nicht merkten, wie die Stunden vergingen. Er gab mir zu keiner Sekunde das Gefühl, merkwürdig oder seltsam zu sein, und wir unterhielten uns, wie ich eben glaubte, dass sich ganz normale Menschen unterhielten. Henri erzählte, dass er studierte, BWL sagte er und dass ich ihn damit bitte nicht langweilig finden sollte. Als ich ihm von meinen verschiedenen Jobs berichtete, staunte er nur und meinte, ich müsse doch wahnsinnig viel Erfahrung in sehr kurzer Zeit gesammelt haben. Er würde das sehr bewundern. Und wie er das so sagte, fühlte es sich gar nicht mehr so schlimm nach Scheitern an. Diese Sichtweise war so neu für mich, ich hatte sie selbst nie in Betracht gezogen. Vielleicht hatte ich doch nicht alles falsch gemacht.

Offenbar mochten wir beide Kunst und staunten, dass wir uns im Museum noch nie über den Weg gelaufen waren. Dass das schon sein könne, ich mich aber sicher nicht mehr daran erinnern würde, verschwieg ich dann aber doch lieber.

Wir tauschten unsere Telefonnummern aus. Henri fragte, ob er mich denn auch mal richtig ausführen dürfe. Zu einem Date.

Ich zögerte, unsicher, ob ich so etwas überhaupt konnte, wollte, durfte, unsicher, ob er sich damit nicht doch über mich lustig machte. Meine Selbstzweifel wollten gerade wieder die Oberhand gewinnen, da rang ich mich irgendwie zu einem schnellen Ja durch. Wenn er mich nicht, niemals und unter keinen Umständen anrufen würde, sondern mir lediglich Nachrichten schreiben würde. Das musste er mir versprechen.

»Großartig!«, sagte er und umarmte mich innig.

*

Als ich nach Hause kam und die Küche betrat, um mir ein Glas Wasser zu holen, fiel mein Blick auf seinen Einkaufskorb. Wie konnte ich den denn nur schon wieder vergessen haben? Ich strich über das glänzende Aluminium des Henkels. Jetzt nur nichts hineininterpretieren, sagte ich mir. Was bedeutete schon ein schöner Nachmittag?

Der Alltag und die Sorgen hatten mich allzu bald wieder fest im Griff und die verstreichenden Tage fühlten sich trotz des sommerlichen Wetters dunkel und schwer an. All die vielen Briefe, die sich in meinem Briefkasten sammelten und immer seltener erfreuliche Inhalte aufwiesen, heftete ich mittlerweile stoisch ab, immer bemüht, dabei so wenig wie möglich davon zu lesen. Ich wollte es einfach nicht wissen. Wollte die drohende Katastrophe nicht wahrhaben. Ja, ich bemühte mich, möglichst gründlich wegzusehen, während ich mit zunehmender Geschwindigkeit auf den Abgrund zulief. Anders konnte man das doch gar nicht ertragen.

*

Noch etwas bereitete mir Kopfzerbrechen. Vor einigen Tagen hatte ich all meinen Mut zusammengenommen und mich an das örtliche Arbeitsamt gewandt. Fremde Hilfe war mir zwar zuwider, doch meine finanzielle Situation wurde zunehmend besorgniserregend. Dort überreichte man mir jede Menge Papiere mit der Anweisung, alle Dokumente möglichst schnell und vollständig auszufüllen und zurückzusenden. Dem fühlte ich mich jedoch alles andere als gewachsen. Den Kopf auf die Hände gestützt starrte ich diesen Stapel so lange an, bis die Buchstaben darauf vor meinen Augen zu tanzen begannen. Tag für Tag. Ich konnte das nicht. Ich wollte diese Art Unterstützung nicht. Allein der Gedanke daran löste Scham in mir aus. Es fühlte sich an, als würde man aufgeben. Aber um Hilfe vonseiten des Arbeitsamtes zu bitten, war die momentan einzige Möglichkeit für mich, irgendwie zu überleben. Zumindest für eine Zeit. Ich hatte ja doch keine Wahl.

*

Mein Mobiltelefon pushte eine Kurznachricht.
»Hey! Du hast mir ein Date versprochen!«, stand dort. Henri.
Ich unterdrückte mühsam meine nach oben wandernden Mundwinkel. Wie albern von mir, mich so sehr zu freuen. Es ist nur eine Kurznachricht, kein Lottogewinn.
»Ja, richtig«, tippte ich. »Wann passt es dir denn?«

*

Es war ein sehr warmer Abend und ich war nicht sicher, ob ich nun zu viel oder zu wenig Parfum trug, mein Rock zu kurz oder zu lang war und wäre hin wie her vor Nervosität am liebsten geflüchtet. Der Umstand, dass er mich zu Hause abholte, ließ mich diesen Plan aber leider nicht ohne Weiteres umsetzen.

Henri teilte mir mit, dass er im Garten eines Restaurants reserviert hatte, in dem man unter wunderschönen Linden sitzt. Doch bereits am Eingang schlug uns ein für mich unerträglicher Lärm entgegen. Es war sehr voll und jeder der hier Anwesenden schien den jeweils anderen akustisch den Krieg erklären zu wollen. Es fühlte sich an, als würde ich gegen eine Wand aus Geräuschen laufen und reflexartig von ihr abprallen. Das für mich so grelle Klappern des Bestecks überreizte mein Gehirn völlig.

»Nein!«

»Bitte?«

Wie süß er seine Braue hochzog, als er das fragte.

»Nicht hier, bitte. Das ist zu laut. Ich … Ich kann nicht so gut mit Lärm umgehen.«

Er überlegte.

»Kein Problem. Lass mich mal kurz telefonieren.«

Mit dem Rücken zu mir stand er einige Meter entfernt, sprach in sein Telefon und gestikulierte mit der freien Hand. Als er zurückkam, lächelte er geheimnisvoll.

»Also gut«, meinte er. »Dann nicht hier.«

Wir brauchten nur wenige Minuten zu Fuß, bis wir vor einem sehr unauffälligen Gebäude mit einem von Efeu umrankten Eingang standen.

Ein eleganter Kellner im Anzug nahm uns in Empfang und wies uns den Weg, vorbei an einigen wenigen Tischen, hinauf zu einer einsamen Dachterrasse.

Um das Geländer waren Lichterketten geschlungen und nur einer der kerzenbeleuchteten Tische war besetzt. Henri führte mich zu dem auf der gegenüberliegenden Seite.

»Hier sollte es besser sein.«

Mir gegenübersitzend griff er nach meiner Hand und hielt sie so vorsichtig, als könnte ich zerbrechen. Es war nicht besser. Es war wie ein Traum. Beinahe unwirklich in seiner Perfektion.

Er verabschiedete sich mit einem Kuss auf meine Wange und löste damit ein sehr merkwürdiges Gefühl in meiner Magengegend aus. Man könnte meinen, es sei eine leichte Übelkeit. Ich küsste ihn nicht zurück, denn so neu sein erstaunlich langsames Vorgehen für mich sein mochte, so gut fühlte es sich auch an.

*

Der nächste Morgen begann mit einer weiteren Nachricht von ihm, in der er sich für den schönen Abend bedankte. Seltsam. Sollte nicht vielmehr ich mich bedanken? Ich war doch nur Teil eines von ihm inszenierten Abends und tat nichts, wofür mir Dank gebührte! Irgendwie lief das alles falsch. Es war mir überhaupt nicht klar, was er eigentlich von mir erwartete. Wenn er nur mit mir schlafen wollte, konnte er das doch für wesentlich weniger Aufwand haben. Vielleicht aber war diese romantische Szenerie für ihn das, was für mich die aufgemalten F-Schlüssel waren: ein wichtiges Symbol.

Das wiederum könnte ich nachvollziehen.

So sehr der Kontakt zu ihm mich auch verunsicherte, so sehr schien er mir auch Kraft zu geben. Die dunklen Wolken über meiner Wahrnehmung, die ich als normal empfand, schienen sich zu lichten und ich ertappte mich immer öfter dabei, ungewohnt fröhlich auf die Welt zu schauen.

Henri okkupierte mein Leben auf eine sehr unaufdringliche Art, beinahe unbemerkt wurde er mehr und mehr Teil meines Alltags.

Beim folgenden Date küsste er mich sehr zärtlich, ohne mehr zu verlangen, und fortan sahen und küssten wir uns regelmäßig.

Oft verbrachten wir Zeit bei mir, denn in seiner WG war ich ungern. Nicht etwa, weil es mir dort nicht gefiel. Es waren vielmehr die Umstände. Er wohnte dort gemeinsam mit zwei seiner Kommilitonen. Es waren durchschnittlich aussehende Jungs, die ich nur von flüchtigen Begegnungen her kannte. Diese waren mir stets unangenehm und ich wusste auch nicht recht, wie ich mich den beiden gegenüber verhalten sollte, worüber ich mit ihnen sprechen konnte. Es war einfacher, ihnen aus dem Weg zu gehen und den Kontakt zu meiden.

*

Ich rührte in der Pfanne mit dem Curry, als wäre es eine komplizierte Wissenschaft, während er den frischen Koriander schnitt. Ich hasste diesen bitter-seifigen Geschmack, darum verwendete er das Kraut auch nur für seine Portion.
»Wir sollten mal über etwas reden.«
Es platschte, als mein Kochlöffel in der Pfanne landete und die Spritzer hinterließen ein Muster auf dem Herd. Jetzt war es also so weit. Er hatte die Nase voll von mir. Es ging ja schon bemerkenswert lange gut mit uns. Was hatte ich denn erwartet? Dass es ewig gut geht?

*

»Hmmhmm. Über was denn?«, murmelte ich, während ich mit spitzen Fingern versuchte, den Löffel aus dem Curry zu fischen. Autsch!
»Ich verbringe wirklich gern Zeit mit dir und …«

»Ja, schon gut, ich weiß schon. Du hast dich in eine andere verliebt. Das ist okay für mich, ich verstehe das.«
Ich wollte distanziert klingen, doch meine Stimme zitterte.
»Was?« Henri wirkte ehrlich erstaunt. »Wie kommst du denn auf so einen Unfug?«
Eine sinnvolle Erklärung hatte ich dafür ja nun nicht, darum starrte ich äußerst konzentriert auf die Arbeitsplatte und tat so, als wäre dieses Gespräch völlig belanglos für mich.
Er holte tief Luft.
»Eigentlich wollte ich nur sagen, also … Naja. Also ich mag dich. Wirklich.«
Nun war ich diejenige, die ehrlich erstaunt aussah.
»Und ich würde dich gern öfter sehen.«
»Aber wir sehen uns doch schon oft.«
»Ja, aber als meine Freundin!«
Die letzten Worte presste er beinahe heraus.
»Oh.«
Wir schwiegen.
»Du willst das nicht, oder? Das ist total okay, ich kann dich ja nicht zwingen.«
»Doch!«
Meine Zustimmung überraschte mich selbst am meisten.
»Doch«, flüsterte ich noch einmal, als wollte ich es mir selbst erlauben.
Er schaltete den Herd aus, küsste mich. Seine Hände glitten unter mein Shirt.
»Darf ich?«
Diesmal zögerte ich nicht mit meiner Antwort.

*

Vielleicht war es leichtsinnig, so viel Vertrauen zu ihm zu fassen, aber seine Unterstützung im Alltag half mir sehr. Er gab mir allein schon durch seine Anwesenheit Halt. Die Gewissheit, dass es jemanden gab, mit dem ich jederzeit sprechen konnte, wirkte wie ein Stützpfeiler auf mich.

Zusammen kämpften wir uns auch durch das Antragsformular des Arbeitsamts und er versicherte mir, es sei ganz und gar nicht schlimm, derartige Leistungen in Anspruch zu nehmen. Das müssten viele Leute. Schließlich sei es ja nur für eine Weile. Überhaupt würde ich mir viel zu viele Gedanken um derartiges machen.

Ich fragte mich noch immer, warum er eine Beziehung mit mir führen wollte, das alles überstieg einfach mein Vorstellungsvermögen. Mit meiner Ungeschicklichkeit in Kommunikationsdingen, der Unfähigkeit bei Sozialkontakten, meiner Liebe zu übermäßiger Ordnung und Ritualen und mit meinen überempfindlichen Sinnen bin ich doch nicht liebenswert. Nein, eigentlich bin ich so eine Art Monk mit Brüsten. Kurios und unsympathisch.

*

Dass die Christopher-Wool-Ausstellung genau an dem Wochenende eröffnet wurde, an dem wir das Museum besuchten, hatte keiner von uns bedacht. Die Besucher drängten sich vor den Exponaten, als hinge ihr Leben davon ab. Eine Frau kam mir dabei immer wieder so nah, dass sie mich berührte. Da ich in stressigen Situationen taktil besonders empfindlich reagiere, ließ mich jeder Kontakt mit ihrer Haut zusammenzucken. Wie furchtbar sich das anfühlte! Ich wollte nicht von

Fremden berührt werden! Mein Gesicht schien meine Abscheu davor zu spiegeln, was der Dränglerin bald auffiel.

»Glauben Sie, dass Sie hier alleine sind? Sie halten sich wohl für etwas Besonderes! Tun Sie mal nicht so autistisch«, fuhr sie mich an.

Fragend sah ich Henri an, der nur mit den Schultern zuckte.

»Wir sollten besser ein anderes Mal wiederkommen«, sagte er trocken.

*

Zum Einschlafen nahm er mich oft so fest in den Arm, als könnte ich versehentlich aus dem Bett fallen. Was ich anfangs noch irritierend und unangenehm fand, wurde Normalität und in den Nächten, in denen er nicht bei mir war, fehlte mir diese schützende Geste sehr.

Bei Henri fiel es mir interessanterweise schwer, meinen Wunsch zu äußern, seine »Violon d'Ingres« zu werden. Doch vergessen konnte ich dieses Bedürfnis auch nicht. Ich wartete eine dieser Nächte ab, in denen er mich zu sich zog und seinen Kopf an meinem Hals vergrub.

»Du«, flüsterte ich, »du ...«

Er brummte.

»Würdest du etwas mit mir machen?«

Ich schilderte ihm, was ich mir wünschte. Tusche und Pinsel habe ich noch da, wenn er wollte, könnte man ja gleich ...

»Aber warum denn?« Er klang amüsiert. »Du bist doch kein Gegenstand.«

»Nein, aber ...«

Was war ich denn dann?

»Ich möchte dich nicht auf diese Art sehen, okay?«

*

So sehr ich die Ordnung in meiner Wohnung liebte, so sehr hasste ich ihr Fehlen im Bad und in der Küche von Henris WG. Natürlich ging es mich nichts an, wie es dort aussah, ich musste ja weder dort wohnen noch verbrachte ich sonderlich viel Zeit in diesen Räumen. In der Gemeinschaftsküche wartete ich auf Henri, der gerade die Unterlagen zusammensuchte, die er für eine Hausarbeit brauchte. Mein Blick fiel immer wieder auf die Gewürze in der Ecke der Arbeitsplatte. Wie konnten die Jungs bei diesem Chaos jemals etwas finden? Ohne darüber nachzudenken, ob sich das gehört, begann ich, die kleinen Gewürzdosen zu ordnen und wähnte mich dabei unbeobachtet. Kräuter auf die eine Seite, gemahlene Gewürze auf die andere. Beide Reihen sortierte ich nun noch nach Farben, so dass die hellste Dose zuvorderst stand und die dunkelste die Wand berührte. Nach ein paar wenigen Handgriffen konnte man nun auf die Döschen sehen, ohne Kopfschmerzen zu bekommen.

Ich hörte Schritte und drehte mich um.

»Haha. Wie du das machst! Wie so ein Autist«, amüsierte sich der Große mit den braunen Locken. Beide Mitbewohner betraten den Raum und setzten sich an den Küchentisch.

»Das ist völlig sinnlos«, sagte der Schwarzhaarige. »Morgen sieht das wieder so aus wie vorher.«

Nun konfrontierte man mich bereits das zweite Mal mit diesem Begriff. Autistisch – was wollte man mir damit sagen? Offensichtlich meinte es nichts Gutes. Etwa mein Verhalten betreffend?

Zu Hause begann ich zu recherchieren. Klar, ich hatte vor Jahren mal von *Rain Man* gehört, aber ein völlig zurückgezogenes Genie war ich doch nun wirklich nicht. Und soweit ich weiß, war diese Filmfigur auch gar kein Autist. Wirklich interessiert hatte es mich nie.

Den *Pschyrembel*, der sein Dasein im Regal als unbeachtetes Überbleibsel meiner misslungenen Ausbildung fristete, zog ich zuerst zu Rate.

»Kontaktstörung mit Rückzug auf die eigene Vorstellungs- und Gedankenwelt und Isolation von der Umwelt. Ätiologie unklar«, las ich dort. Mit dieser nichtssagenden Definition war mir kein bisschen geholfen. Frustriert stellte ich den grünen Wälzer zurück in das Bücherregal. Ich sollte ihn demnächst entsorgen.

Die Onlinesuche war hingegen derart erfolgreich, dass mich die Flut der Informationen zu erschlagen drohte. Nun sollte ich strategisch vorgehen. Oder aber ich wählte einfach den ersten Link.

Der Wikipedia-Eintrag, der zuoberst angezeigt wurde, ließ mich schon etwas mehr verstehen. Eine tief greifende Entwicklungsstörung also. Das klang schlimm. Betroffene sind in ihrem Sozialverhalten beeinträchtigt und können nur schwer mit Menschen kommunizieren. Ha, wie ich. Auch mir fiel es schwer, Gesagtes zu interpretieren, und Witze erkannte ich oft erst, wenn alle anderen schon lachten. Aber deswegen habe ich doch noch lange keine Entwicklungsstörung.

Henri sah mir über die Schulter. »Ich muss mal eine Pause machen, die Hausarbeit nervt. Was schaust du dir da an?«

Er drängte sich neben mich und scrollte neugierig die Angaben überfliegend nach unten.

»Ist ja lustig. Da steht was von stilistisch hochstechender Sprache, motorischer Ungeschicklichkeit und fehlendem Augenkontakt. Und schau mal, da. Probleme bei der Kommunikation und im Umgang mit Menschen.«

Nachdenklich musterte er mich.

»Eigentlich könnte da auch ein Bild von dir sein.«

»So ein Blödsinn. Zum Beispiel hier ...«

Ich deutete auf den Bildschirm.

»Repetitive Verhaltensmuster und Festhalten an Ritualen. Das habe ich kein bisschen.«

»Und ob du das hast! Dein ganzer Tag ist komplett durchstrukturiert und verläuft immer gleich. Und wenn nicht, dann bist du total neben der Spur.«

Die Situation schien ihn wirklich zu amüsieren.

»Du kleiner Autist, du.«

Ich hingegen schmollte. Wie konnte er so etwas nur glauben?

»Und noch was. Da! Du nimmst auch alles wörtlich und verstehst Nonverbales oft nicht. Körpersprache, Mimik und was man so zwischen den Zeilen sagt. Und mit Konflikten kommst du sowieso nicht klar.«

Das war mir zu viel. Ich flüchtete ins Schlafzimmer und schlug die Tür hinter mir zu. Von wegen, ich komme nicht mit Konflikten klar. Hier hatte er seinen Konflikt!

So durcheinander wie in diesem Moment hatte ich mich schon lange nicht mehr gefühlt. Eine Entwicklungsstörung. Ich bin doch nicht zurückgeblieben! Ein bisschen dumm vielleicht, okay. Aber behindert? Nein. Auf keinen Fall!

Andererseits kam mir doch erschreckend viel von dieser Aufzählung nur allzu bekannt vor. Und auch Henri fand mich ja offensichtlich in diesen Symptomen wieder. Aber er kannte mich erst seit einigen Wochen, da konnte man doch noch nicht viel voneinander wissen. Vermutlich ist das alles hier nur ein großes Missverständnis, das sich wieder klären wird.

Ich war normal. Ohne Störung. Alles, was ich hatte, waren komische Macken. Falsche Charakterzüge vielleicht und keine besonders hohe Intelligenz. Aber nicht mehr!

Es klopfte an der Tür. Henri kam herein, in der Hand einen Teller mit Keksen.

»Komm schon. Nicht böse sein. Es ist doch alles in Ordnung.«

Wenn er mich festhielt, war es das tatsächlich.

*

Außer meinem Freund – »mein Freund«, wie merkwürdig sich das noch immer anhörte – hatte ich niemanden, mit dem ich dieses Thema besprechen konnte. Meine Sozialkontakte beschränkten sich ja immer nur auf die Arbeit oder auf Personen, die ich mit sexuellem Hintergrund traf. Ich habe nie gewusst, wie ich in dieser Stadt jemanden finden konnte, der bereit war, sich mit mir anzufreunden. Mir würde vermutlich auch die Kraft fehlen, die man in die Pflege einer derartigen zwischenmenschlichen Beziehung stecken muss. So blieb mir also nichts weiter übrig, als mich allein mit dem Thema Autismus auseinanderzusetzen.

Offenbar gab es Selbsthilfegruppen, in denen sich Eltern und auch Autisten austauschten. Vielleicht konnte man dort um Rat fragen, aber der Mut dazu fehlte mir. Zumal das wenige, was ich lesen konnte, sehr darauf hindeutete, dass sie sich ausschließlich darüber unterhielten, wie schlimm alles war und wie schlecht es ihnen beziehungsweise ihren autistischen Angehörigen ging. Ich fühlte mich zwar auch nicht besonders gut, aber das ging doch niemanden etwas an. Ein Nutzer auf einem dieser Selbsthilfeforen stellte dort eine Liste mit Diagnosezentren und niedergelassenen Diagnostikern zur freien Verfügung, die den Weg in meinen Downloadordner fand. Nicht dass ich vorhatte, mich an eines zu wenden. Aber Informationen durfte man ja wohl sammeln.

Weitere Recherchen musste ich vorerst vertagen, denn Henri hatte ein Anliegen. An seiner Fakultät fand ein Empfang für eine Gruppe von Gaststudenten aus Asien statt. Viele der höheren Semester und auch Professoren und Dozenten würden anwesend sein. Auch die beiden Betreuer seiner Abschlussarbeit.

Mit verschränkten Armen redete er auf mich ein.

»Liebes. Ich bin doch immer sehr rücksichtsvoll. Mache all deine Marotten mit. Kannst du dich nicht ein Mal zusammenreißen? Für mich?«

Ich wollte ihm gern erklären, wie sehr ich mich vor so einem Anlass fürchtete. Vor all den fremden Menschen in einer fremden Umgebung. Vor den Verhaltensregeln, die ich nicht kannte, und den mannigfaltigen Fehlerquellen, die so ein Anlass mit sich brachte. Doch ich fand keine Worte.

»Diese Veranstaltung ist sehr wichtig für mich. Ich muss klug networken, wenn ich Karriere machen will. Außerdem bringen alle ihre Partner mit. Da kann ich ja wohl schlecht als Einziger alleine auftauchen. Wie sieht das denn dann aus?«

»Aber ich passe doch gar nicht dorthin.«

»Das weißt du doch überhaupt nicht. Schau mal, hier. Ich habe etwas für dich.«

Er zog eine längliche Schachtel aus der Tasche, in der er sonst seine Kleidung transportierte, und hielt sie mir mit einem erwartungsvollen Lächeln vor die Nase. Ich reagierte nicht.

»Ach Mäuschen«, seufzte er, die Schachtel auf dem Tisch abstellend. »Mach es auf.«

Im Inneren verbarg sich ein kleines Meer aus kobaltblauem Stoff, der mir beinahe schon entgegentropfte. Ich tauchte meine Finger hinein. So kühl und glatt, so elegant und schön.

»Zieh es an.«

Während ich noch hineinschlüpfte, drehte er mich schon herum, zupfte ungeduldig am Material und schloss den Reißverschluss. Ich beäugte mich kritisch, doch Henris Augen leuchteten, als er mich betrachtete.

Zugegeben, er hatte es gut ausgesucht. Es war sehr schlicht geschnitten, ohne Ärmel und weitere Verzierungen. Der U-Boot-Ausschnitt schmeichelte meinen Schultern, ließ sie beinahe zerbrechlich aussehen. Bis zur Taille lag das Kleid eng an, von dort an fiel es in Wellen bis zu meinen Knien. Bei jeder kleinen Bewegung schien der Stoff zu fließen.

»Wie ein Juwel. Mein Juwel. Du musst mitkommen.«

»Ich würde dich nur blamieren. Du weißt doch genau, dass ich nie weiß, was ich sagen soll. Small Talk konnte ich noch nie. Das kann doch nur schiefgehen!«

Er schien das Risiko, dass ich dort versagte, einfach nicht zu sehen.

»Blödsinn. Du sollst nicht reden, du sollst hübsch aussehen und lächeln. Mehr will ich doch gar nicht. Ist das echt zu viel verlangt?«

Ich sollte also das leblose Püppchen an seiner Seite sein. Aber wie sagte er noch? Er mochte mich ja nicht auf diese Art sehen.

KAPITEL 10

ANOMALIE

VOR VIERUNDZWANZIG JAHREN – ALTER: 4

Schon als kleines Kind habe ich mich gern unter Decken versteckt. Mein Bett war eine sichere Burg, in der ich mich vor allem verbergen konnte. Eine geschützte Höhle, in der Geräusche allenfalls gedämpft wahrnehmbar waren. Alles war ein bisschen dumpfer. Beinahe wirkte es, als wären Sinnesreize weichgezeichnet und auf ein erträgliches Maß heruntergeregelt. Die Decke war mein Filter, den ich zwischen mich und die Welt ziehen konnte, wenn ich sie kaum noch ertrug. Besonders gern hatte ich es, wenn meine Mutter mich ganz fest in die Decke einpackte, die losen Enden unter meinen Körper stopfte, bis ich mich nicht mehr bewegen konnte. Wie viel Geborgenheit mir diese Geste vermittelte, wie angenehm das Gefühl war, die Grenzen seines sonst kaum fühlbaren Körpers zu spüren.

Schutz unter der Decke suchte ich auch dann, wenn ich allein sein wollte. Ich wusste nicht, warum ich so ungewöhnlich gern allein war. Ich wusste nicht, weshalb mich vieles derart anstrengte, was bei anderen so leicht aussah.

Das Anderssein, das Nicht-normal-Sein, ist nicht etwas, das man in sich entdeckt. Man bemerkt es immer nur im Verhältnis zur Außenwelt. Das Umfeld ist der Maßstab und der Indikator dafür, wie verquer man tatsächlich ist. Diese Außenwelt kann schon in der eigenen Familie beginnen. Doch dort gab mir niemand das Gefühl, abweichend zu sein. Für mich begann diese Erkenntnis mit dem Beginn der Kindergartenzeit.

*

In meinem Kindergarten wurde uns früh beigebracht, dass wir nicht nur Individuen waren. Wir waren Teil eines größeres Systems, zu dem wir mit unserem Verhalten beitragen konnten. Genau genommen war es unsere Pflicht, wollten wir uns gut in die Gesellschaft eingliedern. Regelmäßig nahmen wir an Aktionen zum Wohle dieser Gemeinschaft teil. Wir sammelten Altpapier in der Nachbarschaft und sangen den Senioren im Altersheim vor. Ich fühlte mich immer sehr unsicher und unwohl dabei. Aber ich machte mit. Es nicht zu tun, war keine mir bekannte Alternative. Es fiel mir nicht leicht, in diesem Korsett aus Aktionen zu funktionieren. Doch gab man mir eine Aufgabe, löste ich sie verlässlich. Verlässlichkeit war mir wichtig. Es war meine Aufgabe zu folgen. Mutter, Vater, Autoritätspersonen. Noch hatte mir niemand gesagt, dass man Anweisungen auch infrage stellen darf. Noch war das keine Option.

Schon damals war ich, im deutlich erkennbaren Gegensatz zu den anderen Kindern, am liebsten für mich und widmete mich den Dingen, die man mir auftrug, lieber im Alleingang.

Auch wenn ich sie nicht immer zur Zufriedenheit aller Beteiligter umsetzte.

Immer wieder sollten wir Gesichter malen. Ich weiß nicht mehr, warum. Gesichter waren nichts, was mir besonders aufregend erschien. Es gab so viel Spannenderes in der Welt als die Gesichter von Menschen. Aber offenbar war es wichtig, sie auf Papier zu bannen. Also gehorchte ich. Und langweilte mich schnell. Gleichförmigkeit und Rituale waren mir durchaus sehr lieb und wichtig, doch ich lehnte sie ab, wenn sie mit Dingen verknüpft wurden, an denen ich kein Interesse hatte. Wie an die Aufgabe, diese Gesichter zu malen. Ein Kreis für den Kopf, ein Strich für die Nase, ein weiterer Bogen zeigte den Mund. Das Schema war immer gleich und man konnte darin kaum variieren. Bei dieser faden Tätigkeit schweiften meine Gedanken immer wieder ab und als es darum ging, den ausdruckslosen Kreisgesichtern Haare zu malen, bewegten sich meine Finger jedes Mal im Rhythmus des Gekritzels weiter, als ich beim Hals ankam. Sie malten die Haare einmal rund um das Gesicht, als wären sie die Strahlen eines Sterns. Oder als porträtierte ich einen sehr bärtigen Mann. Ich bekam jedes Mal Ärger deswegen und man mutmaßte bald, ich sei nicht in der Lage, einfache Zeichnungen anzufertigen. Ich glaube, die Kindergärtnerinnen fürchteten ein wenig um meinen Verstand.

Dabei konnte man in meinen Fähigkeiten wesentlich besorgniserregendere Einschränkungen erkennen. Denn mit den anderen Kindern und den Kindergärtnerinnen zu interagieren war die eigentliche Herausforderung für mich.

Ich wunderte mich immer wieder, wie mühelos alle anderen Kinder zueinander fanden, als hätten alle außer mir einen

Plan zugesteckt bekommen, wie man miteinander auskam, Kontakt herstellte, interagierte. Sie schienen allesamt von Anfang an gewusst zu haben, wie man miteinander redete. Wir waren alle gleich alt – oder gleich jung, je nachdem, wie man es betrachten wollte. Und trotzdem, trotz meiner Kindheit, spürte ich: Die anderen konnten etwas, das ich nicht konnte. Sie konnten Mensch.

Das Kindergartenalter ist die Phase im Leben, in der man in der Theorie so leicht Freundschaften knüpfen kann wie nie wieder, heißt es. Es bedurfte häufig noch nicht mal irgendwelcher Worte. Manchmal reichte es bereits, sich zu einem spielenden Kind dazuzusetzen und zuzuschauen, bis dieses bereitwillig sein Spielzeug teilte. Ich beobachtete dieses Verhalten sehr aufmerksam, schaffte es jedoch nicht, es zu replizieren. Mich beachtete man in der Regel nicht, oder, was deutlich schlimmer war, man mied mich. Als hätte ich eine ansteckende Krankheit. Oder als sei meine Anwesenheit schier nicht zu ertragen.

Die anderen Kinder hatten Codes, Zeichen, Signale, mittels derer sie kommunizieren konnten und eine gemeinsame Ebene herstellten. Es kam mir vor, als unterhielten sie sich miteinander, ohne zu sprechen. Als hätten sie eine Geheimsprache, die lautlos war. Nur ich verstand sie nicht. Ich konnte diese geheimnisvollen Codes weder senden noch empfangen, so sehr ich mich auch bemühte. Es schien, als wäre meine Rolle als unfreiwillige Einzelgängerin damit beschlossen.

*

In regelmäßigen Abständen wurden im Kindergarten Feste verschiedenster Art gefeiert. Neben den obligatorischen Weihnachts- und Osterfeiern und der Vogelhochzeit gab es noch einige selbst erdachte Anlässe, zu denen man eine Feier ausrichten konnte. So kam jemand auf die Idee, ein Puppenfest zu veranstalten. Alle Mädchen waren aufgefordert, ihre Lieblingspuppe im Puppenwagen mitzubringen. Selbstredend besaß jedes Mädchen mindestens eine Puppe plus entsprechendem Transportmittel. Die Jungs wählten entsprechend Plüschtiere oder Spielfiguren.

Ich war im Besitz eines großen, sehr schönen hellrosa Puppenwagens. Er war mein ganzer Stolz und sah aus, als habe man einen echten, eleganten Kinderwagen, mit dem man Erwachsene herumfahren sah und in den echte Babys hineingelegt wurden, kindgerecht geschrumpft. Natürlich hatte er alle Details des Originals. Ein verstellbares Verdeck, weiße Gummireifen sowie eine farblich passende Abdeckung für den Korb, falls es denn einmal regnete. Auch die Ablage für Taschen oder Spielsachen fehlte nicht.

Mein eigener Kinderwagen war laut meiner Mutter mit einer am Verdeck befestigten Spielzeugkette ausgestattet gewesen, die in meinem Sichtfeld geschaukelt hatte. Um das zu imitieren, bastelte sie mir eine ebensolche Kette aus Bonbons und knotete sie an das Verdeck meines kleinen Puppenwagens.

Furchtbar stolz schob ich den Wagen durch die Siedlung und den kleinen Park, der unsere Straße vom Kindergarten trennte. Meine Mutter begleitete mich mit einigem Abstand.

»Vielleicht verteilst du sie an die anderen Kinder«, sagte sie, als sie mich am Eingang verabschiedete. Ich war mir nicht sicher, ob das eine gute Idee war. Dann wäre mein Wagen ja schmucklos.

»Sie freuen sich bestimmt über die Bonbons, und dann könnt ihr zusammen spielen.«

Dieser Vorschlag leuchtete mir ein. Kinder mochten Bonbons, das war nicht zu leugnen. Auch wenn die Kette dabei kaputtging, könnte ich so doch ein wenig Anschluss bekommen und vielleicht auch einmal Freunde haben. Ich fand es ein bisschen unlogisch, dass meine Mutter mir nicht von vornherein weitere Süßigkeiten in einem Beutel mitgegeben hatte, damit ich den Schmuck am Puppenwagen behalten konnte. Aber um sie darum zu bitten, war es nun auch zu spät.

*

So stolz ich meinen Kinderwagen hingeschoben hatte, so traurig und verzweifelt stand ich dann doch inmitten der Anderen. Meine Mutter hatte es gut gemeint mit ihrem Vorschlag, mich aber dummerweise über das Wie im Unklaren gelassen. Wie konnte ich die Kinder ansprechen? Wie bot ich ihnen die Bonbons an? Sollte ich die Bonbons vorher abnehmen? Oder sollten sich die Kinder die Bonbons selber nehmen? Ich hatte ja gar nicht genug Bonbons für alle Kinder. Und sollte ich den Erzieherinnen auch welche anbieten?

Ich war vier Jahre alt und ich hatte viele Fragen. Fragen zu Dingen, über die jeder Bescheid wusste. Nur mich hat man ganz offensichtlich vergessen zu informieren.

Ich war vier Jahre alt und hatte nicht die leiseste Ahnung, wie ich anderen Kindern Bonbons anbieten sollte. Mittlerweile hatte ich ein wenig verstanden, wie die Alltagskommunikation funktionierte. Man sagte immer höflich Guten Tag und auf Wiedersehen. Bitte und danke. Beantwortete alle Fragen. Doch damit hatte es sich auch schon wieder erledigt. Denn bei den Feinheiten im Miteinander versagte ich völlig.

Ich war vier Jahre alt und sehr einsam. So blieb ich bis zum Ende des Tages allein in einer Ecke und wich den Fragen meiner Mutter aus, als sie mich endlich wieder abholte. Während ich auf dem Nachhauseweg meinen Puppenwagen durch den Park schob, schwang die Bonbonkette unangetastet hin und her. Die Puppe darin starrte sie teilnahmslos an, sie berührte das alles gar nicht. Darum beneidete ich sie. Ich wollte am liebsten auch eine Puppe sein. Als Puppe kann man wenigstens nichts falsch machen.

KAPITEL 11

ABSCHIED

VOR SECHS JAHREN - ALTER: 22

Das Klappern des Schlüssels in der Tür weckte mich. Stolpergeräusche, Rumpeln, leises Fluchen – Henri war wieder da. Gähnend und mich streckend stand ich vom Sofa auf. Das Buch, über dem ich eingenickt sein musste, fiel dabei zu Boden, doch ich ließ es liegen. Henri war wichtiger.

»Hey ...«

Er sah mich nicht an, sondern griff nach dem Pullover, der noch über dem Sofa lag und an den ich vorhin heimlich meine Wange geschmiegt hatte. Das brachte Wärme in mein Innerstes. Wärme und Kribbeln und ein Gefühl der Geborgenheit. Dieser kleine Schatz wurde nun aber unachtsam in seine Tasche gestopft.

»Ich schlafe heute zu Hause«, sagte er und klang dabei ungewohnt kühl und emotionslos.

»Nein, bitte. Bleib doch bei mir«, flüsterte ich ihm ins Ohr, die Arme um seinen Hals schlingend. »Du warst so lang weg.«

»Ja. Ewig, wenn du meine Meinung wissen willst. Ich dachte, der Abend endet nie. Man fragte mich übrigens permanent, wo denn meine Freundin war, von der ich im Vorfeld ja so geschwärmt hatte.«

Bei den letzten Worten wurde seine Stimme hoch, als äffte er jemanden nach.

»Ich stand da wie ein Idiot!«

Henri befreite sich aus meiner Umarmung und ging, ohne ein weiteres Wort zu verlieren. Ich blieb zurück. Ohne Worte, ohne Pullover, ohne Geborgenheit. War das jetzt eine Trennung? Oder nur ein Streit? Was macht man nun in solch einer Situation? Erst einmal schlafen gehen, beschloss ich. Auf dem Weg ins Bett lief ich an dem am Schrank hängenden kobaltblauen Kleid vorbei. Hätten Kleider Augen, es hätte mich vorwurfsvoll angeschaut.

*

Dass meine geringe Belastbarkeit, die damit einhergehende Erschöpfung, meine Sinnesempfindlichkeit und die Unsicherheiten und Ängste nicht normal waren, ahnte ich schon lange. Doch es war mir nicht klar, was genau man dagegen tun konnte. Ob man überhaupt etwas tun konnte. Ich sollte zumindest stärker versuchen, mich anzupassen. Nicht um Henri zu gefallen, sondern ... Nun gut, das war gelogen. Natürlich wollte ich ihm gefallen und ich wollte auch, dass er meine Bemühungen und vielleicht auch bald erste Fortschritte bemerkt und wertschätzt.

Darum saß ich nun im Behandlungszimmer meiner Hausärztin und starrte auf die Poster an den Wänden, die mir Faltenfreiheit und jugendliches Aussehen zu einem Preis offerierten, der in etwa dem Wert einer meiner Nieren entsprach. Ein Angebot, das ich ablehnen konnte.

Konzentriert widerstand ich dem Drang, den unordentlichen Haufen Stifte auf dem Schreibtisch zu ordnen, als die Tür aufgerissen wurde und eine junge, sehr sportliche Ärztin mit dunklen gepflegten Locken hineinsprang. Ihr Händedruck war fast schmerzhaft stark und sie fragte mich umgehend, was mir denn fehlen würde. So genau wisse ich das auch nicht, sagte ich und schilderte ihr die Symptome, die ich schon seit so vielen Jahren als von der Norm abweichend empfinde.

»Tja«, sagte sie und selbst ihre Stimme machte einen muskulösen Eindruck. »Das klingt nach einer klassischen Depression.«

Das teilte sie nun wohl auch ihrem Computer mit, denn einige Minuten lang füllte nur das Geräusch ihrer über die Tastatur fliegenden Finger den Raum zwischen uns.

Depressionen habe ich mir eigentlich immer ein bisschen anders vorgestellt. Intensiver vielleicht. Mit mehr Nicht-Können und mehr Traurigsein. Und mit sehr viel mehr Drama. Ich war zwar auch oft traurig, noch häufiger aber fühlte ich jedoch einfach nichts.

»Wir machen jetzt Folgendes.«

Mit diesem Worten drückte sie bedeutungsvoll auf die Enter-Taste und der Drucker unter ihrem Schreibtisch begann zu rattern.

»Sie gehen mit diesem Rezept zur Apotheke. Das erste Medikament nehmen Sie morgens. Davon werden Sie wach und bekommen Energie für den Tag.«

Ihr Finger auf dem blassroten Zettel tippte wiederholt auf den entsprechenden Namen.

»Und das andere nehmen Sie, kurz bevor Sie zu Bett gehen. Das lässt Sie einschlafen. Damit sollten wir das bald in den Griff bekommen.«

Ihr Tonfall ließ keine Zweifel zu, sie schien sich der Lösung meiner Probleme sicher zu sein.

»Sport und Aufenthalte in der Sonne sind ebenfalls zu empfehlen. Und überlegen Sie mal, ob Sie zu einem Therapeuten gehen wollen.«

»Ich rede nicht so gern mit Fremden.«

Sie lachte.

»Müssen Sie ja auch nicht. Das war nur ein unterstützender Vorschlag. Sollten Sie wider Erwarten nicht mit diesen Präparaten zurechtkommen, melden Sie sich bei mir. Einen Bericht erhalten Sie in ein paar Tagen per Post.«

Sie stand auf und irgendwie fühlte sich das mehr nach einem Rausschmiss an als nach einer Verabschiedung. So schnell geht das also mit der Lösung meiner Probleme. Wäre ich früher zu einem Arzt gegangen, wären mir dann die letzten schwierigen Jahre erspart geblieben?

Die erhoffte Erleichterung ob dieser Blitzdiagnose blieb jedenfalls aus.

*

Henri war nicht glücklich darüber, dass ich nun diese Medikamente nahm, und bezweifelte, dass eine Hausärztin Psychopharmaka verschreiben sollte. Doch er lobte mich dafür, aktiv nach einer Lösung gesucht zu haben. Das sei der richtige Weg.

Über den Abend und sein Verschwinden verloren wir kein Wort. Das Kleid verschwand in meinem Schrank, so wie der Vorfall in unseren Köpfen verschwand. Ab und zu fiel einmal der Blick darauf, doch in diesen Momenten schob man das Thema schnell wieder hinter die Mauern der eigenen Ignoranz.

*

Ich fühlte mich inzwischen immer mehr wie ein Roboter. Die Tablette am Morgen knipste mich an. Die am Abend ließ mich innerhalb von dreißig Minuten in einen tiefen, traumlosen und wenig erholsamen Schlaf fallen. Dazwischen lagen nur Stunden der Belanglosigkeit. Fühlte ich vorher oft nur wenig, war es nun nichts. Ich aß. Ich las. Sah mir Filme an. Verbrachte Zeit mit Henri. Funktionierte. Lebte. Doch irgendwie auch nicht, denn all das schien sich nur noch auf die rein physischen Vorgänge zu beschränken. Ich war nicht mehr daran beteiligt. Nur mein Körper existierte und tat, was eben so von ihm verlangt wurde. Es war, als wäre ich eine Maschine, aller Emotionen beraubt und ohne Willen und Antrieb konstruiert. Fühlte sich denn so dieses »Normalsein« an? Dann müsste mir die Welt furchtbar leidtun. Würde sie mich noch interessieren.

»Ich habe nachgedacht«, sagte Henri ernst. Er klappte sein Notebook zu und sah mich über den kleinen Tisch hinweg an.

»Ich glaube, ich weiß, was wir tun müssen. Elisabeth?«

Offenbar reagierte ich nicht, denn er packte meine Schulter und schüttelte mich. Verwirrt drehte ich ihm mein Gesicht zu. Es fiel mir sehr schwer, mich auf ihn zu konzentrieren.

»Das Problem ist, dass du nichts gewohnt bist. Du gehst ja nie unter Leute. Oder begibst dich in Situationen, die du nicht magst. Und genau das ist falsch.«

Er erklärte mir ausführlich, dass es wichtig sei, derartig herausfordernde Situationen zu trainieren. Nur so war es möglich, mich daran zu gewöhnen, und dann könnte ich all das tun, was die anderen auch machten. Ein ganz normales Leben führen. Und einen Trainingsplan hatte er sich auch schon erdacht.

»Wir gehen in dieses neue Einkaufszentrum. An einem Samstagnachmittag. Und in den Vergnügungspark. Du wirst Vergnügungsparks lieben, da bin ich sicher.«

Er notierte jeden Punkt auf seinem Notizblock, den er sonst für die Vorlesungsaufzeichnungen verwendete.

»Aber zu allererst, als leichten Einstieg quasi, besuchen wir meine Eltern. Sie wollen dich schon länger mal kennenlernen und haben uns zum Abendessen eingeladen.«

Dass das nach einer unangenehmen Sache klang, war mir selbst in meinem katatonischen Zustand klar. Reflexartig überlegte ich mir alle nur denkbaren Vermeidungsstrategien, um dem Essen und den darauf folgenden – wie er es nannte – Sozialtrainingseinheiten zu entgehen. Doch mit deren Ablehnung lief ich vermutlich auch Gefahr, das tatsächliche Ende unserer Beziehung zu provozieren und damit das Einzige zu verlieren, was mir Halt und Sicherheit gab.

»Wir gehen einfach dorthin. Du wirst reizend und nett sein und dann siehst du, dass das alles eigentlich gar nicht so schlimm ist, wie du es dir immer einredest.«

So, wie er es formulierte, klang es in der Tat harmlos. Schaffbar. Doch es fühlte sich trotzdem an, als stünde ich schon sehr bald meinem Endgegner gegenüber. Und das gänzlich unbewaffnet. Ich sehnte, stumpf seinen Plan abnickend, die abendliche Tablette herbei. Mich auszuschalten schien mir eine wünschenswerte Idee. Wenn ich es doch nur auf Dauer könnte.

So bekam das kobaltblaue Kleid nun doch noch seinen Auftritt. Jede Faser meines Körpers war angespannt und ich strich beinahe zwanghaft über den glatten Stoff des Kleides, als wollte ich mich damit in den Schlaf streicheln.

Henris Mutter lief zügig durch die Tür des großen Hauses, das sie mit ihrem Mann bewohnte. Sie schloss Henri in die Arme und schalt ihn, dass er sich so selten blicken ließ. Dann wandte sie sich mir zu. Wie ich es vorher immer wieder vor dem Spiegel geübt hatte, streckte ich ihr meine Hand entgegen und sagte artig »Es freut mich, Sie kennenzulernen«, doch auch ich fand mich nur Sekunden später und mit einem reichlich verdutzten Gesichtsausdruck in den Armen dieser kleinen, fülligen Frau wieder, die mich bat, sie doch Gabriele zu nennen, und dass es ja Zeit wurde, dass man sich endlich mal kennenlernte.

Sie packte mich am Arm und führte mich durch die Haustür nach drinnen, wo ihr Mann, Henris Vater, mit einem geduldigen Lächeln wartete und sich in Zurückhaltung übte.

»Und das ist mein Mann Wilhelm. Nenn ihn bloß nicht Willi, es sei denn, du willst, dass er kein Wort mehr mit dir redet.«

Sie lachte.

Gut zu wissen, dachte ich mir, doch es blieb gedacht. Ich hatte Henri versprochen, heute auf zynische Kommentare zu verzichten. War Henris Mutter ein Quell übersprudelnder Herzlichkeit, so verkörperte ihr Mann doch eher den ruhigen Fels in ihrem Redefluss und schien sich damit wohlzufühlen, die Szenerie lediglich zu beobachten.

Das Haus, durch das sie uns nun führte, verdiente es eher, als Anwesen bezeichnet zu werden. Man lief Gefahr, sich darin zu verirren, und nach Eingangsbereich, Terrasse, Wintergarten und Wohnzimmer, allesamt elegant und zurückhaltend möbliert, fanden wir uns in einem Raum wieder, der nur einen Esstisch und eine lange Vitrine enthielt. Auf dieser fanden, liebevoll arrangiert, gerahmte Familienfotos zwischen zwei Blumenvasen Platz. Die Vasen konnte man unter den üppigen, zartlila Hortensien, deren Duft den ganzen Raum füllte, kaum erkennen.

Ich war beeindruckt, doch nicht auf die angenehme Art. Vielmehr schüchterte mich all das doch sehr ein. Ich kannte niemanden, der ein Zimmer besaß, das allein zur Nahrungsaufnahme genutzt wurde.

Wilhelm, der nicht Willi genannt werden wollte, was mir aber immer so neckisch auf der Zunge lag, reichte uns hohe Gläser voll perlender Flüssigkeit.

»Auf euch«, strahlte Gabriele.

Henri lächelte sehr glücklich, wann immer sich unsere Blicke trafen. Vor Nervosität trank ich mein Glas sofort aus. Der Alkohol ließ schnell Nebel in meinem Kopf entstehen. So merkwürdig hatte ich mich dadurch noch nie gefühlt, vor allem nicht nach erst einem Glas. Willi, der nicht Wilhelm genannt werden wollte – nein, halt. Wilhelm, der nicht Willi genannt werden wollte, schenkte mir nach. Ich sollte vielleicht etwas langsamer trinken, dachte ich. Aber was mache ich dann mit meinen Händen? Grübelnd drehte ich das schon wieder zur Hälfte geleerte Glas hin und her.

»Elisabeth. Hey! Elisabeth!«

Es war anstrengend, mich auf Henris Stimme zu konzentrieren. Was war los mit mir? Alles war plötzlich so schwammig, als müsste ich mich durch Gelatine bewegen.

»Willst du meiner Mutter nicht in der Küche helfen?«

Froh, eine Aufgabe zu haben, lief ich hinter Gabriele in die Küche. Wie schön es sei, uns beide endlich einmal hier zu haben, plapperte sie und dass es noch viel schöner wäre, wenn wir fortan öfters zu Besuch kommen würden.

Ich nickte nur und malte mir aus, wie sich Buchstabenfluten über ihre Lippen ergossen, die Küche füllten, bis wir darin ertranken, wie in einem Meer. Eine faszinierende Vorstellung.

»Nimm die Terrine mit der Suppe, Liebes.«

Vorsichtig, als trüge ich ein neu geborenes Katzenbaby, balancierte ich dieses weiß-goldene, dampfende Gefäß, das bei jedem Schritt bedrohlich schwappte. Darauf bedacht, einfach nur einen Fuß vor den anderen zu setzen, tapste ich zurück ins Esszimmer, den Blick starr auf den Boden gerichtet. Der dumpfe Schmerz an meiner rechten Schulter überraschte mich dementsprechend, ebenso das viel zu laute Geräusch des auf dem Boden zerschellenden Porzellans. Oha. Und ich dachte noch, der Türrahmen sei weiter entfernt.

Die Gemüsestückchen der Suppe passten sich interessant in das orientalische Muster des Teppichs ein, stellte ich fasziniert fest. Gabriele schrie auf.

»Der Teppich! Meine Güte, der Teppich!«

Sich eine Serviette greifend, tupfte sie wie wild darauf herum und stapelte die großen Bruchstücke der Terrine aufeinander. Der Erfolg des Reinigungsversuchs hielt sich jedoch in Grenzen. Willi-Helm betrachtete sie, noch immer erstaunlich ruhig.

»Lass doch, Gabi, darum soll sich die Putzfrau kümmern.«

»Das ist der Teppich aus Marokko!«

Ihre Stimme wurde schrill. Henri starrte mich nur stumm und wütend an, die Lippen zu einem Strich zusammengepresst.

Die Situation war so surreal, dass ich kichern musste. Damit es niemand merkte, presste ich meine Hand fest auf den Mund, noch immer in dem Türrahmen stehend, der Auslöser dieses Desasters gewesen war.

Wir saßen nun also am anderen Ende des unrealistisch langen Esstischs, dem Ende mit dem trockenen Teppich, und gingen gezwungenermaßen gleich zum Hauptgang über, den Gabriele nun unbedingt allein auftragen wollte.

»Willi, Willi, Willipopilli«, sang ich in meinem Kopf, also hoffentlich nur in meinem Kopf, und fand das alles gar nicht mehr so schlimm. Dass mittlerweile alle schwiegen, kam mir nur entgegen, so konnte ich wenigstens nichts Dummes sagen.

*

Auf dem Rückweg herrschte eisiges Schweigen. Erst, nachdem wir meine Wohnung erreicht hatten, wandte Henri sich an mich.

»Du hast mich heute wirklich enttäuscht«, sagte er wütend.

Eine derartige Reaktion hatte ich beinahe schon erwartet, was mir half, sie einfach hinzunehmen.

»Wie kann man sich«, seine Stimme stockte und wurde dann deutlich lauter, »wie kann man sich denn bei solch einem Anlass derart danebenbenehmen? Weißt du, was meine Eltern jetzt von mir denken?«

Das Kleid warf ich teilnahmslos in den Wäschekorb. Es war endlich Zeit für die abendliche Tablette.

»Von dir kann man nicht einmal das Mindestmaß an sozialer Interaktion erwarten! Und seit wann betrinkst du dich überhaupt?«

*

Als ich erwachte, schmerzte mein Kopf, als hätte ich ihn am Vortag unablässig gegen eine Mauer geschlagen. Vorsichtig, als wollte ich gleich bersten, verließ ich das Schlafzimmer. Henri saß noch immer am Tisch. Er trug dasselbe Hemd wie am gestrigen Abend. Es war reichlich zerknittert und er hatte die oberen Knöpfe geöffnet. Vor ihm lagen die Beipackzettel der Medikamente, die ich nun doch schon seit einigen Wochen nahm, daneben der *Pschyrembel* und sein Notebook.
Selbst seine Augenringe trugen kleine Augenringe, als er mich ansah.
»Hast du dir das hier mal durchgelesen?«
Ich schüttelte den Kopf, noch nicht wach und bereit genug, um tatsächlich Worte zu formulieren oder einem Gespräch standzuhalten.
»Diese Medikamente verstärken die Wirkung von Alkohol in nicht vorhersehbarer Weise. Du hättest keinen Tropfen trinken dürfen.«
Ich hätte wohl vor allem mal den Beipackzettel lesen sollen. Aber das machte die Situation nun auch nicht mehr besser.
»Elisabeth, ich will nicht, dass du das Zeug weiter nimmst. Das stellt total krasse Sachen mit deiner Psyche an. Du bist seitdem wie ein Roboter!«
Er stand auf und warf die beiden Schachteln mit einer großen Geste in den Mülleimer.

»Damit ist jetzt Schluss, ja? Wir schaffen das auch ohne. Du musst mir eben vertrauen.«

Das mochte ja sein. Aber wie schaltete ich mich denn jetzt wieder an?

Nun musste ich es aber nicht nur ohne Medikamente schaffen, sondern auch ohne die Sicherheit und Unterstützung von Henri. Er teilte mir kurz darauf mit, dass er ein bisschen Abstand brauchte und daher einige Tage mit Freunden segeln gehen würde. Mir fiel vor allem der plötzliche Verzicht auf die Psychopharmaka schwer. Mein Körper reagierte darauf mit starken Schmerzen. Ich kämpfte gegen Übelkeit und fror überraschend schnell. Alles strengte mich an. Es war mir nicht möglich, mehr als eine Seite am Stück zu lesen, und auch fernzusehen quälte mein gereiztes Gehirn mehr, als dass es mich abgelenkt hätte. Mittlerweile waren selbst die Löffel und Gabeln im Besteckfach penibel ordentlich aufeinandergestapelt und mir gingen allmählich die Ideen aus, wie ich mir die Zeit vertreiben konnte.

Aber die Tage wollten doch irgendwie gefüllt werden. Die Tage und vor allem die langen, schlaflosen Nächte, in denen ich mit düsteren Gedanken kämpfte und die Welt und vor allem den Sinn meiner Existenz darin anzweifelte.

Beim rastlosen Sortieren – ich fand die Idee, mein Bücherregal farblich zu strukturieren, gerade sehr ansprechend –, fand ich dieses dicke Sudoku-Buch wieder, das ich mir einmal gekauft hatte, um ereignisarme Stunden zu füllen, und dann wohl wieder vergessen hatte. *500 schwere Rätsel für Süchtige*, versprach der Titel. Das klang nach viel Beschäftigung. Ich mochte die Klarheit dieser Zahlenspiele. Wenn ich die wenigen Ziffern in der Matrix betrachtete, wurden meine Gedanken langsam ruhiger und vor meinem inneren Auge erschienen nach und nach die fehlenden Zahlen. War der Anfang gemacht, ging es ganz leicht und langsam entstand Ordnung, ein Muster. Ich konnte diese Ziffern in meiner Vorstellung nach Belieben verschieben und sortieren und erst, wenn jedes Kästchen gefüllt war und ich jede Zahl an der richtigen Stelle wähnte, übertrug ich sie sauber in das Heft.

Es dämmerte draußen, als ich das vollständig ausgefüllte Buch zuschlug. Das ging ja erstaunlich schnell. Ich war enttäuscht und etwas verärgert, schließlich hatte ich mehr erwartet, als solch einen kurzen Zeitvertreib. Man sollte wirklich umfangreichere Rätselsammlungen herstellen, daran hat doch niemand lange Freude.

*

Henri war bei seiner Rückkehr wie ausgewechselt, der Urlaub schien ihm sehr gutgetan zu haben. Gebräunt und völlig entspannt kam er mir entgegen, schlang seine Arme um meine Taille, hob mich ein wenig hoch und drehte sich mit mir im Kreis, bis mir schwindelig wurde.

»Du hast mir so gefehlt!«, flüsterte er mir ins Ohr. Die Welt war wieder ein bisschen weniger bedrohlich, jetzt, wo er wieder bei mir war, und in seiner festen, beinahe klammernden Umarmung konnte ich endlich wieder schlafen.

*

Der Geruch nach Kaffee und das Klappern des Geschirrs ließen mich erwachen. Meine Laune war so gut wie schon lange nicht mehr. Alle dunklen Wolken in meinem Denken schienen verschwunden. Offenbar war er schon länger wach, denn der Tisch war wundervoll gedeckt. Selbst an Blumen hatte er gedacht.

Als er mir den Korb mit den frischen Brötchen reichte, bemerkte ich den Katalog, der plakativ auf dem Tisch platziert war. Gestern lag er jedenfalls noch nicht dort.

»Was ist das?«

»Schau mal rein. Ist das nicht süß?«

Mit jeder aufgeschlagenen Seite entfaltete sich vor mir ein neuer Höllenkreis der Niedlichkeiten. Babystrampler in Blau und Rosa. Babyschühchen in Blau und Rosa. Egal, was so ein Baby benötigen konnte – und das war offenbar eine Menge – hier war es zu finden. Natürlich in Blau. Und in Rosa.

*

Sein erwartungsvolles Gesicht nahm ich erst wahr, nachdem ich meine Gedanken ausgesprochen hatte: »Meine Güte, was für ein Kitsch.«

»Das denkst du doch nicht wirklich. Schau mal, da sind kleine Entchen drauf!« Er deutete auf ein winziges Jäckchen. »Elisabeth. Jetzt sei doch mal ernst.«

Er musste mich missverstanden haben, ich hatte das eben durchaus ernst gemeint.

»Ich habe intensiv nachgedacht. Es dauert nicht mehr lange, bis ich mein Studium beendet habe. Das weißt du. Und wir sind nun auch keine zwanzig mehr. Wir sind erwachsen. Es wird Zeit, dass wir uns weiterentwickeln, meinst du nicht?«

Eine Antwort schien er nicht zu erwarten, denn er sprach zügig weiter: »Ich werde bald einen gut bezahlten Job finden. Davon kann man ausgehen. Und dann bin ich eine wirklich gute Partie. Wenn wir eine gemeinsame Zukunft haben wollen, wirst du deinen Platz darin finden müssen. Dann wirst du mir zur Seite stehen und mich unterstützen. Ich kann dir viel bieten, Elisabeth. Sicherheit. Treue. Ein gutes Leben. Ich werde für dich sorgen. Und du für unsere Kinder. Ich wollte schon immer Vater sein, verstehst du, wie wichtig mir das ist?«

Dass er ausgerechnet mich für derartige Pläne in Betracht zog, überraschte mich sehr. Bislang hatte ich noch nicht darüber nachgedacht. Kinder. Ich hatte nicht einmal mein eigenes Leben im Griff, wie sollte ich mich denn dann um andere Leben kümmern? Aber der Aspekt der Sicherheit war nicht zu vernachlässigen. Da musste ich ihm zustimmen. Mein Dasein war noch immer mehr als provisorisch und lange konnte es so ja auch nicht mehr weitergehen. Ein Leben mit ihm zu verbringen schien daher eine sehr sichere und erstaunlich einfache Lösung zu sein.

»Ja«, sagte ich und meine Stimme klang weniger fest, als ich es gern wollte. »Ja, du hast recht. Wir sollten uns weiterentwickeln.«

Der Gedanke, dass statt Brötchen und Kaffee in absehbarer Zeit ein Lebewesen in meinem Bauch sein sollte, beschäftigte mich weit über das Frühstück hinaus. Angenehm war er nicht, vielmehr verstörte er mich zutiefst.

Ich trug ihn lange mit mir herum. Malte mir ein Leben als Ehefrau und Mutter aus. Als immer funktionierender Mensch, denn Schwächen und Fehler schien man sich bei dieser Verantwortung nicht mehr erlauben zu dürfen.

In den folgenden Tagen kam ich mir beinahe vor wie in einem Sketch. Wo auch immer ich hinsah, erblickte ich Schwangere, Kinderwägen, Babys und Kleinkinder. Überall begegneten mir Babyausstatter, Elternzeitschriften und Spielzeuggeschäfte. Es war, als würde mich das Thema hartnäckig verfolgen, ja beinahe schon stalken. Ich beobachtete, wo auch immer ich war, genervte, übermüdete Mütter mit ihren schreienden Säuglingen. Sah, wie sie versuchten, sich mit ihrem viel zu großen Kinderwagen durch eine Tür oder in einen Bus zu zwängen. Und diese über Spielplätze plärrenden Frauen, die verhindern wollten, dass ihr Sprössling ein anderes Kind mit der Schaufel prügelte oder Gefahr lief, zu große Mengen Sand zu essen. Wutanfälle des Nachwuchses vor Süßigkeitenregalen. Kinder schienen kleine, unberechenbare Lärmmaschinen zu sein, bei deren Herstellung man die Installation eines Off-Schalters vergessen hatte.

Es wunderte mich natürlich, dass ich nicht in die gleiche Verzückung geriet, der normale Frauen anheimfielen, wenn ich in ein Babygesicht schaute oder winzig kleine Socken betrachtete. Im Gegenteil. Es schreckte mich vielmehr ab. Je mehr ich mit dieser Idee spielte, desto unangenehmer wurde sie mir und desto weniger sah ich mich in dieser Rolle. Mich überforderte ja bereits der Gedanke an ein Haustier, mit all seinen Bedürfnissen und Befindlichkeiten und der Verantwortung, die mit seinem Besitz einherging. Wie sollte ich mich denn dann erst um ein Kind kümmern können?

Ich erklärte Henri meine Bedenken. Wir könnten doch auch eine gemeinsame Zukunft haben, ohne dass dazu eine genetische Reproduktion zwingend nötig sei. Nur wir beide. Doch er sah das gänzlich anders. Er riet mir, meine Entscheidung genauestens abzuwägen und diese Möglichkeit nicht zu verspielen. Was solle denn aus mir werden, sagte er, wenn er sich nicht um mich kümmerte und für mich sorgte?

Dieser Satz fühlte sich an, als hätte er mir geradewegs ins Gesicht geschlagen. Ich bin also nur überlebensfähig, wenn er dafür sorgt? Er schien ein sehr merkwürdiges Bild von mir zu haben. Henri betrachtete mich also als unselbstständiges Mädchen, das es zu retten galt, dem eine Lebensaufgabe, ein Sinn zugeteilt werden musste. Das empfand ich als erniedrigend, beinahe schon als übergriffig. Ich hatte mich in meiner Vergangenheit immer wieder der Definitionsmacht anderer unterworfen. Damit musste Schluss sein.

Andererseits war es ein mehr als fürsorgliches Angebot, für das ich dankbar sein sollte. Denn meine Zukunft war noch immer ungewiss und unklar, und ich hatte mich in der letzten Zeit erschreckend wenig darum gekümmert. Warum also nicht den einfachen Weg nehmen und die Sorgen auf diese Art beenden?

Vielleicht war ich von jeder Vernunft verlassen. Vielleicht sah ich aber auch alles so klar wie nie zuvor. Für den Rest meines Lebens abhängig zu sein von dem Wohlwollen meines Partners – das mochte einfach und bequem klingen, machte mir jedoch eine erstickend große Angst.

Nach langem Hin und Her sagte ich ihm, dass ich das nicht konnte. Dass ich diese Verantwortung, Mutter zu sein und perfekt zu funktionieren, nicht tragen wollte und Angst hatte, in einem Abhängigkeitsverhältnis zu leben. Es machte ihn sehr traurig, meinte er daraufhin, denn es hätte doch so schön werden können mit uns. Ob ich denn wüsste, was diese Entscheidung von mir bedeutete? Ich nickte. Die Trennung.

Dieser Entschluss schien mir klug zu sein, ich fühlte mich selbstbewusst und stark. War mir absolut sicher, das Richtige getan zu haben.

Allerdings nur bis zum Einbruch der Nacht. Mit dem Sonnenlicht schwand auch meine Zuversicht und Entschlusskraft. Henri fehlte mir. Seine körperliche Anwesenheit ebenso wie die Kleinigkeiten, die im Laufe unserer Zeit ihren Weg in meine Wohnung gefunden und die er zu meinem Bedauern alle mitgenommen hatte, als er das letzte Mal bei mir gewesen war. Nur seine Zahnbürste stand noch neben meiner. Ich hatte es noch nicht übers Herz gebracht, sie wegzuwerfen, und schaute sie immer wieder traurig an. Das Leben erschien mir unendlich dunkel. Vielleicht lag er richtig und ich schaffte es tatsächlich nicht ohne ihn. Realistisch betrachtet war ich nun bereits Mitte zwanzig und hatte außer einer großen Sammlung verschiedenster Niederlagen absolut nichts vorzuweisen. Die Chance, dass sich das noch ändern würde und ich – wie auch immer – noch ein halbwegs schönes und erfolgreiches Leben führen könnte, war quasi nicht existent. Wie auch. Ich war weder fähig, einen Beruf dauerhaft auszuüben, ohne alles zu ruinieren, noch schaffte ich es, mich den Herausforderungen einer langfristigen Beziehung zu stellen, ohne vor Angst davonzulaufen. Nicht jeder Mensch war für ein Leben in dieser Welt gemacht, in der ich mich so fremd und falsch fühlte. Nicht jeder war dafür geschaffen, all das auszuhalten. Warum sollte man es also so krampfhaft versuchen, wenn man ja doch immer und immer wieder daran zerbricht?

Als Henri meine Medikamente fortwarf, wusste er nicht, dass ich bereits weitere Rezepte eingelöst hatte, um zu verhindern, dass sie mir versehentlich ausgingen.

Ich könnte sie eigentlich auch alle auf einmal nehmen, dachte ich und stellte die zwei Schachteln vor mir auf. Dann wären die Zukunftsängste hinfällig. Dies war eine weitere einfache Lösung, die sich mir nun bot. Warum also nicht diese wählen? Es war ja nun nicht so, dass ich in tiefem Leid lebte. Ich sah nur schlicht und ergreifend keinen Sinn in meiner Existenz.

Ich öffnete meinen Browser, um zu recherchieren, ob beide Packungen der Psychopharmaka ausreichen würden, um meinem Dasein ein Ende zu setzen. Ein Risiko wollte ich natürlich nicht eingehen. Nicht, dass sie mir nur einige Stunden Quälerei oder keine Erlösung, sondern nur eine dauerhafte Schädigung bescherten. Obwohl mich natürlich auch niemand finden und einen Krankenwagen alarmieren konnte, sollte es schiefgehen. Niemand würde es so bald bemerken.

Ob ich mit diesen Medikamenten eine letale Dosis erreichen würde, konnte ich nicht wirklich herausfinden. Das Internet war mir keine große Hilfe in Sachen Suizid. Dafür stieß ich wieder auf den Link zur Uniklinik, den ich mir vor einiger Zeit abgespeichert hatte. Autismusdiagnostik. War das eine Möglichkeit? War ich eventuell doch autistisch? Diese Diagnostik zu durchlaufen, gehörte sicherlich nicht zu den einfachen Lösungen, nach denen ich gerade suchte. Eine derartige Diagnose würde alles nur noch schlimmer machen. Dann wäre ich nicht nur unfähig und gescheitert, sondern behindert, unfähig und gescheitert. Eine großartige Steigerung.

Eine Möglichkeit hatte ich aber noch. Ich gab die Entscheidung aus der Hand.

Früher spielte ich oft dieses Spiel, bei dem ich das Schicksal entscheiden ließ. Wenn ich beim vierten Klingeln ans Telefon ging, dann war er es. Wenn jetzt ein schwarzes Auto an mir vorüberfuhr, dann käme ich nicht zu spät. Wenn ich nicht auf die Ritzen der Gehwegplatten trat, würde der Tag gut enden. Das waren dumme Spiele, natürlich. Aber sie gaben mir ein ruhiges Gefühl. Vielleicht sollte ich in diesem Fall wieder dem Schicksal überlassen, was geschehen soll. Wenn ich eine E-Mail an das Diagnosezentrum senden würde und sie mir nicht innerhalb von vier Tagen antworteten – nicht drei oder fünf, ungerade Zahlen mochte ich auch bei diesen Dingen nicht –, konnte ich mich ja noch immer umbringen.

*

Der nächste Tag begann mit einem Gefühl, als hätte ich einen Kater von all den Grübeleien. Doch meinen Vorsatz, mein Spiel mit dem Schicksal hatte ich nicht vergessen. Die Seite des Diagnosezentrums für Autismus war zwar klar und übersichtlich strukturiert, ich konnte jedoch nur eine Telefonnummer zur Terminvereinbarung finden. Das Telefon und ich waren noch immer keine Freunde und es grauste mir vor jedem Anruf, vor dem ich mich nicht drücken konnte. Es ist schwer zu erklären, was genau das Telefonieren so unangenehm machte. Nur eine Stimme zu hören, die so viel mehr als den reinen Informationsgehalt der Worte transportiert, empfand ich als sehr anstrengend. Hinter jedem Wort vermutete ich eine Doppeldeutigkeit, in jeder Änderung des Tonfalls eine versteckte Botschaft. Doch entschlüsseln und deuten konnte ich nichts davon. Nie war klar, ob der andere jetzt eine Sprechpause machte oder einfach nur Luft holte und ich war mir nie sicher, wann ich sprechen durfte und ob ich genau dann den anderen versehentlich unterbrach. So banal das Telefonieren für andere sein mochte, so anstrengend und Furcht einflößend empfand ich es selbst.

Ich durchforstete jede Seite dieser Internetpräsenz und fand schließlich eine Kontaktmöglichkeit per E-Mail. Wo auch immer meine Mail landen würde, probieren sollte ich es auf jeden Fall. Versehentlich einem falschen Empfänger zu schreiben und sich dafür zu schämen war noch immer weniger schlimm als ein Anruf.

Das Formulieren meines Anliegens gestaltete sich als nächste Herausforderung.

»Sehr geehrte Damen und Herren«.

So weit, so gut.

Und nun? Schreiben, dass man einen Termin will, um bestätigt zu bekommen, dass man keine Entwicklungsstörung hat und sich in Frieden umbringen kann? Das wäre wohl mein Freifahrtschein in die Psychiatrie und auf einen Aufenthalt dort legte ich nun wirklich keinen Wert.

»Sehr geehrte Damen und Herren,

ich glaube, ich bin irre. Können Sie mir das bestätigen?«

Kichernd löschte ich diesen Satz wieder.

»Sehr geehrte Damen und Herren,

ich bin ein verstörtes, einsames Alien in einer fremden Welt. Bitte schicken Sie mich zurück auf meinen Planeten.«

Ja doch, läuft. Zumindest aus dem Ruder.

»Sehr geehrte Damen und Herren,

da ich mich nicht imstande sehe, Sie telefonisch zu kontaktieren, möchte ich Sie auf diesem Wege um einen Termin zur Autismusdiagnostik bitten.«

Gut. Das klang halbwegs seriös.

»Seit meiner Kindheit habe ich Probleme im Kontakt mit anderen Menschen. Ich schaffe es oft nicht, Kontakte herzustellen oder zu halten. Es gibt regelmäßig Missverständnisse in der Kommunikation. All das führt zu großen beruflichen und privaten Problemen. Ich bin sehr schnell erschöpft und überreizt und weiß nicht, was ich dagegen tun kann.«

Meine Lebensgeschichte sollte ich an dieser Stelle vermutlich nicht erzählen. Ich fügte noch ein paar Sätze über meine kürzliche Erfahrung mit Psychopharmaka ein sowie die Bitte, diese E-Mail an die entsprechende Stelle weiterzuleiten, sollte ich an dieser Kontaktadresse falsch sein. Nun hieß es warten. Vier Tage lang. Die Uhr lief.

KAPITEL 12

ANALYSE

VOR FÜNF JAHREN – ALTER: 23

Natürlich hatte ich genug Zeit eingeplant. Trotzdem war die Angst, zu spät zu kommen, fast übermächtig. Mein Zustand war mir wohl noch nicht desolat genug, nein, ich musste mich selbst offenbar noch mehr unter Druck setzen. Am liebsten hätte ich mich vor Anspannung übergeben.

Der Zug fuhr gemütlich ratternd durch spätsommerliche idyllische Landschaften, doch statt sie zu genießen und mich zu entspannen, starrte ich nur auf die Liste in meinen Händen.

Ich hätte mich vorab gerne länger auf den Termin zur Autismus-Diagnose vorbereitet. Das mir zur Verfügung stehende Zeitfenster war dazu aber einfach zu klein. Nachdem ich diese das Schicksal herausfordernde E-Mail mit der Terminanfrage versandt hatte und weiterhin mit dem Gedanken liebäugelte, meiner Existenz auf diesem Planeten unkompliziert ein Ende zu setzen, ging alles unangenehm schnell.

Zunächst erhielt ich eine rasche Antwort des Diagnosezentrums, noch in den von mir geplanten vier Tagen, anschließend wurde mir ein vorgezogener Termin aufgrund der Absage eines anderen Patienten angeboten. Eigentlich ein Grund zur Freude, las ich doch von anderen Autismusdiagnostikstellen mit Wartezeiten von ein, manchmal sogar zwei Jahren. Mir hingegen blieben nur zwei Wochen für all die Vorkehrungen, die nötig waren, um mich halbwegs sicher fühlen zu können.

Den Weg zur Uniklinik, in der die Diagnostik stattfinden würde, hatte ich mir Hunderte Male online angesehen und mir bis ins kleinste Detail notiert. Jede Abbiegung, jeder markante Punkt wurde dabei in einer Liste erfasst. Bei jedem Umsteigen und jedem Laufweg achtete ich auf ausreichende Zeitpuffer. Alles war bis zur Perfektion von mir geplant. Tag und Nacht spielte ich das vor mir liegende Gespräch in Gedanken durch. Klar, ich wusste nicht, wie es dann wirklich ablaufen würde. Doch das hielt mich nicht davon ab, alle Varianten zu durchdenken, die mir einfielen.

Ich las mir noch einmal die Liste durch, auf der ich notiert hatte, was ich der Ärztin, die mich heute begutachten würde, mitteilen wollte. Eigentlich konnte ich sie auswendig. Ich wusste aber genau, was Aufregung, Anspannung und Nervosität mit meinem Gehirn machen würden. Ohne all meine Listen wäre ich verloren gewesen.

*

Ich irrte lange durch diesen alten Klinikkomplex. Mit jeder verstreichenden Minute wurde ich unruhiger. Die Gänge schienen allesamt identisch zu sein. Jeder war karg und hell, in jedem standen grüne Bänke neben den immer gleichen Topfpflanzen. Es war mir nahezu unmöglich, mich zu orientieren. Fragen wollte ich jedoch auch niemanden. Jemandem zu erzählen, wo ich hinwollte, war mir unangenehm und meine Schüchternheit verhinderte zudem, dass ich jemanden ansprechen wollte, wenn es nicht zwingend notwendig werden würde.

Gehetzt und außer Atem erreichte ich das Zimmer in dem mein Gespräch stattfinden sollte. Es blieb keine Zeit mehr, darüber nachzudenken, was ich nun am besten tun sollte, darum klopfte ich, hektisch und viel zu laut, an diese Tür. Sie wurde sofort geöffnet.

Die Ärztin streckte mir die Hand hin, die ich erst irritiert betrachtete, bevor ich sie widerwillig ergriff, dann bot sie mir einen Platz an. Nicht an ihrem Schreibtisch, vor dem bereits zwei Stühle standen. Sie wies auf einen kleineren, runden Tisch, an dem zwei weitere platziert waren. Während ich mich setzte, dachte ich kurz über die ausgestreckte Hand der Ärztin nach. Wenn diese Frau sich den ganzen Tag mit der Diagnose von Autismus beschäftigte, musste sie doch wissen, wie unangenehm dieser körperliche Kontakt für mich war. Ich kam zu dem Schluss, dass dies einen ersten Test darstellte. Ich hatte ihre Hand jedoch ergriffen. Ich war also keine Autistin. Dann könnte ich jetzt doch eigentlich auch wieder gehen.

»Sie brauchen keine Angst zu haben. Wir sprechen jetzt eine Stunde miteinander. Ganz offen. Wenn es mehr zu sagen gibt, kann ich auch noch um eine halbe Stunde verlängern.«

Frau Dr. Reiser sah gar nicht aus wie eine typische Ärztin. Sie schien in etwa in meinem Alter zu sein, war klein, völlig unscheinbar und hatte eine sehr freundliche Stimme. Es war angenehm, ihr einfach nur zuzuhören. Ein wenig bedauerte ich, dass der Großteil des Gespräches von mir bestritten werden musste.

»Sollte ich nach dreißig Minuten den Verdacht haben, dass Autismus vorliegen könnte, rufe ich den Oberarzt dazu. Ist das in Ordnung für Sie?«

Ich nickte. Nun war wohl ich dran. Wie begann man denn so einen Monolog? Mit »Hallo, mein Name ist Elisabeth und ich bin komisch«?

Vielleicht war das nicht der schlechteste Einstieg. Ich sollte es wagen.

»Ich war schon als Kind seltsam.«

Die Ärztin wartete offenbar darauf, dass ich weitersprach. Ich malte mir stattdessen aus, wie viele ihrer Patienten diesen Satz wohl schon gesagt hatten. Jeder vierte? Jeder zweite?

»Es war offensichtlich, dass irgendetwas mit mir nicht stimmte. Jeder hat das gemerkt. Doch niemand wusste, was genau es war. Oder hat sich näher damit befasst. Ich war eben einfach nur das seltsame Kind.«

Ich konnte meine Augen nicht von ihrer Bluse lösen. Schokoladenbraun war sie und übersät mit rosa Punkten, deren Durchmesser ich auf etwa drei Zentimeter schätzte. Wahrscheinlich vermittelte ich den Eindruck, auf ihre Brüste zu starren. Ein beschämender Gedanke; ich wusste ja noch immer nur zu gut, wie man das letzte Mal auf so etwas reagiert hatte. Doch das Muster fesselte mich. Vierundzwanzig Punkte zählte ich, während sich meine Gedanken sammelten. Bis sie das Wort ergriff und mich damit wieder in die Situation zurückholte.

»Hatten Sie Freunde?«

Sie traf mit dieser Frage einen empfindlichen Punkt und ich wollte keinesfalls emotional werden. Nicht hier, in diesem stickigen, kleinen Zimmer, das unfertig wirkte, aber trotzdem steril. Nicht wie ein Büro, in dem man sich gern aufhielt. Und das mit dieser Vielzahl an Tischen und Sitzmöglichkeiten eigentlich schon überfüllt war. Hinter der Tür versteckte sich ein kleines Waschbecken, dessen genauerer Sinn mir verborgen blieb. Die Wand hinter mir war komplett mit Büchern bedeckt und das winzige Fenster auf der gegenüberliegenden Raumseite zeigte nur ein Stück Gebäudemauer. Rote Ziegel und weitere winzige Fenster, hinter denen sich vermutlich andere stickige, kleine Zimmer verbargen mit anderen seltsamen Menschen darin, die ihre merkwürdigen Geschichten erzählten. Meine Finger gruben sich in die Tasche, die ich wie schützend auf meinem Schoß platziert hatte, als könnte ich darin den Halt finden, der mir so sehr fehlte.

*

In der zweiten Klasse war ich mit Sophie befreundet, Sophie mit dem langen, blonden Zopf und dem ungewöhnlich ernsten Blick. Ich dachte immer, Sophie sei sehr klug und bewunderte sie dafür. Wir verbrachten alle Pausen zusammen, sprachen und lachten, schrieben uns kleine Briefe. Sie war meine Bezugsperson, mein Ansprechpartner.

Wie jede Pause saßen wir dicht nebeneinander auf dem Mäuerchen bei der Aschenbahn. Unsere Füße baumelten, lange Grashalme kitzelten meine Kniekehle. Alles war wie immer, das machte mich sehr zufrieden.

»Wir sollten auch mit anderen Kindern spielen«, sagte Sophie.

Meine Beine erstarrten in der Bewegung, ich klammerte mich Halt suchend an unseren steinernen Pausenplatz. Was meinte sie damit? Ja, es gab viele andere um uns herum, bunte, laute Schatten, konturenlos und flüchtig. Sie interessierten uns doch nicht, was wollten wir mit ihnen?

Sophie zeigte auf eines der Schattenwesen:

»Ich bin auch ihre Freundin.«

Ich war fassungslos. Diese Situation hatte sich mir eingebrannt. Das war Verrat! Heiße Tränen stiegen mir in die Augen. Ich wollte keine andere Freundin, keine von denen war wie Sophie und ich war nicht in der Lage, mir vorzustellen, was ich mit diesen lauten Gören anfangen sollte. Aßen sie etwa gemeinsam mit mir ihre Pausenbrote? Schrieben sie mir Nachrichten? Konnte ich ihnen meine Sorgen erzählen? Das war alles ganz falsch! Ich fühlte mich hilflos und wusste nicht, wie ich reagieren sollte. Weder aus meinen Kinderbüchern, die mir sonst immer ein guter Ratgeber und Anhalt waren, noch aus bisher erlebten Situationen vermochte ich eine angebrachte Reaktion abzuleiten. So rutschte ich, ohne ein Wort zu sagen, von der Mauer, stakste auf wackeligen Beinen zurück zum Schulgebäude und setzte mich auf meinen Platz. Ich konnte es einfach nicht verstehen. Die weiteren Pausen verbrachte ich allein.

*

»Nein, ich hatte keine Freunde.«

Sie notierte sich etwas.

»Und wie geht es Ihnen heute?«

Eine eigentlich harmlose Frage, wie sie mir jeder Unbekannte stellen könnte. Warum ich daraufhin anfing, völlig haltlos zu heulen, konnte ich mir daher nicht erklären. Ist das vielleicht so eine Art Psychiater-Effekt? Sobald man vor so einem Arzt sitzt, öffnen sich die Schleusen und man fängt an zu weinen? Die auf dem Tisch stehende Box mit Taschentüchern schien diese Theorie jedenfalls zu stützen. Ich wandte mein Gesicht ab und kramte in meiner Tasche, bis ich meine eigenen fand.

Dabei stieß ich wieder auf meine Liste, die ich bei all der Aufregung tatsächlich vergessen hatte.

Ich legte sie vor mich auf den Tisch und strich sie etwas glatt. Gerne wollte ich erzählen, wollte ihr mitteilen, wie es mir tatsächlich ging, wie schwer es mir fiel, einen Tag nach dem anderen in dieser komischen Welt auszuhalten und wie sehr ich mir wünschte, dass das alles möglichst bald ein Ende fände. Stattdessen weinte ich nur.

Frau Dr. Reiser deutete auf das Blatt Papier.

»Darf ich?«

Ich schob es ein Stück in ihre Richtung.

Die ganze Seite war mit Stichpunkten bedeckt. Da ich nicht wusste, was genau für die Diagnostik von Autismus von Relevanz sein würde, hatte ich einfach alles aufgeschrieben, was mir an mir selbst merkwürdig erschien. Das war erstaunlich viel.

»Sie entschuldigen mich kurz?«, meinte sie, als sie meine Notizen überflogen hatte und griff nach dem Telefon.

»Ja, schon jetzt. Haben Sie kurz Zeit?«

Bereits nach diesen zwei Sätzen legte sie wieder auf.

»Der Oberarzt kommt gleich dazu. Wir können aber schon mal weitersprechen. Die Liste würde ich gern behalten, wenn ich darf.«

Natürlich durfte sie. Wenn sie sie las, ersparte ich mir schon die Mühe, all das in Worte fassen zu müssen. Aber warum rief sie jetzt schon nach dem Oberarzt? Wir saßen doch erst wenige Minuten hier und nicht die halbe Stunde, die sie erwähnt hatte. Das alles gefiel mir so gar nicht und ich fühlte mich immer unbehaglicher.

Sie widmete sich erneut meinen Notizen:

»Dieser Stichpunkt ist interessant. Erklären Sie mal. Wie ist das mit dem Büchern gemeint?«

Die Geschichte dahinter war mir etwas unangenehm, doch ich hatte diesen Punkt aufgeführt, denn ich wusste ja, dass es bei anderen nicht so war.

In meiner Kindheit fiel mir früh auf, dass die anderen um mich herum meist wussten, wie man sich in bestimmten Situationen verhält. Im Gegensatz zu mir, die in der Regel sehr ungeschickt agierte und von einem Fettnäpfchen ins nächste trat.

Sobald ich lesen lernte, bat ich meine Mutter beinahe wöchentlich um neue Kinderromane. Ich las sie sehr aufmerksam und merkte mir genau, wie sich die Protagonisten in den Geschichten verhielten, was sie sagten und wie sie auf Probleme reagierten. Ich lernte ihre Dialoge auswendig, ihre Floskeln. Merkte mir, wann sie lachten und wann sie traurig waren. Und imitierte es. Ich versuchte, das Verhalten dieser Figuren erst selbst anzunehmen und dann auf mein Leben zu übertragen. Nur war mir nicht klar, dass dies so gar nicht funktionierte und man niemals in Situationen gerät, die man so schon einmal irgendwo gelesen und erlernt hatte. So wirkte ich nur noch merkwürdiger und sonderbarer, was die Kinder in meiner Umgebung dazu brachte, mich noch mehr zu meiden. Und mich, noch viel mehr Bücher zu lesen.

*

Ohne zu klopfen betrat der Oberarzt den Raum. Er trug einen offenen weißen Kittel über seinem hellblauen Hemd und sah trotzdem sehr leger aus. Mit Schwung griff er sich einen der vor dem Schreibtisch stehenden Stühle und setzte sich zwischen uns. »So. Wir haben also einen Verdacht.«

Er ließ sich von Frau Dr. Reiser kurz berichten, worüber wir bereits gesprochen hatten, dann übernahm er die Führung des Gesprächs.

»Wie steht es mit der Sexualität?«

Diese Frage warf mich vollkommen aus der Bahn. Danach fragt man doch nicht! Und überhaupt – war das denn relevant? War ich weniger autistisch, wenn ich keine Sexualität hätte? Oder eine intensive?

»Funktional«, murmelte ich verschämt. »Sie ist recht funktional.«

»Hmmhmm, verstehe.«

Meine Antwort schien ihn nicht sonderlich zu überraschen. Er befragte mich noch ein wenig zu meiner aktuellen Situation, wollte wissen, wie es sich mit meiner starken Sinnesempfindlichkeit verhielt und was genau Kontakte zu Menschen so schwierig und erschöpfend sein ließ. Seine Kollegin schrieb unentwegt mit.

»So, wir machen jetzt noch den mathematischen Test und dann haben Sie es auch schon geschafft. Also für heute.«

Er lachte und verabschiedete sich von mir. Dass ich einen Test machen sollte, hatte mir vorher niemand gesagt. Ich war durch die bisherige Konversation erstaunlich stark angestrengt und ich glaubte, nicht mehr klar genug denken zu können, um Derartiges noch zu bewältigen. Das schienen mir definitiv keine guten Testbedingungen zu sein.

Trotzdem versuchte ich, die mir vorgelegten Aufgaben so konzentriert wie nur möglich zu erledigen. Glücklicherweise waren es nur ein paar kleine mathematische Zahlenspielereien. Nichts, was mich stresste. Darum konnte ich es auch sehr schnell beenden. Frau Dr. Reiser verglich meine Rechnungen mit ihrem Lösungsblatt, seufzte kurz und sagte:

»Vierundzwanzig von fünfundzwanzig Punkten. Sie haben eine herausragende mathematische Begabung. Sie sollten überlegen, das beruflich zu nutzen.«

Sie musste scherzen. Ich hatte keinerlei Begabung, davon war ich überzeugt. Das hätte doch sonst irgendwann einmal jemand bemerken müssen. Im Kindergarten, in der Schule oder wo auch immer. Ich galt nie als besonders schlau.

»Und wie nutzt man so etwas beruflich?«, fragte ich sie misstrauisch.

»Ja, das gilt es nun herauszufinden.«

Sie kramte in ihren Unterlagen und händigte mir einen erstaunlich dicken Stapel Papiere aus. Diese sollte ich ganz in Ruhe durcharbeiten, ausfüllen und ihr zusenden. Sie wollte sie, so schnell es ihr möglich war, auswerten und im Anschluss daran noch einmal mit mir sprechen.

*

Wieder zu Hause angekommen, stellte ich fest, dass diese Fragebögen ziemlich ulkige Namen hatten, sich sonst jedoch wenig spaßig gestalteten. Ich blätterte durch WURS-K, EQ und AQ, durch MWT-B und BDI und konnte mir absolut nichts darunter vorstellen. Sie alle waren auf irgendeine Art nach dem Multiple-Choice-Prinzip aufgebaut, was sie auf den ersten Blick einfach erscheinen ließ. Ein trügerischer Irrtum. Bereits die erste Seite brachte mich zur Verzweiflung.

»Ich versuche lieber, meine Probleme allein zu lösen, anstatt sie mit anderen zu besprechen«, stand da. Dazu galt es auszuwählen, ob man dem ganz zustimme, eher, ein wenig oder gar nicht. Allein die Schwammigkeit dieser Möglichkeiten ärgerte mich. Ich würde meine Probleme ja gerne mit anderen besprechen. Aber es stand mir niemand zur Verfügung. Und wenn, wäre das dann die richtige Person dafür? Gäbe sie mir einen guten Rat? War sie qualifiziert? Hatte sie Interesse an meinen Problemen? Das alles musste doch berücksichtigt werden, man muss doch alle Eventualitäten einbeziehen können. Ich stimmte also eher zu, aber nur dienstags bei Vollmond, wenn ich ein rotes Shirt trug und ein Einhorn ritt. Es war mir auch nach längerem Überlegen unmöglich, dies korrekt zu beantworten. Und eine genaue Antwort sollte für eine Diagnose doch wichtig sein! Ich musste mir im Laufe des Ausfüllprozesses ohnehin eingestehen, dass ich versucht war, sehr geschönt zu antworten. Das hieß, mein Verhalten besser darzustellen, als es war. Schließlich legte ich keinen gesteigerten Wert darauf, autistisch zu sein, und hoffte noch immer, dass bei dieser Untersuchung irgendetwas herauskam, das man einfach forttherapieren könnte.

»Ich bemerke, wenn ich störe, auch wenn die andere Person es mir nicht sagt.«

Aber natürlich. Immer.

»Ich kann gut vorhersehen, was jemand tun wird.«

Voll und ganz. Ich bin quasi ein halber Hellseher! Aber was würde das im Endeffekt bringen? Ich musste vernünftig sein, ehrlich antworten und ergebnisoffen an diese Sache herangehen. Sonst hätte ich den Stress und die Belastung dieser Termine ja nicht auf mich nehmen müssen. Und es war nun einmal so: Meine Probleme löste ich seit der Trennung alleine. Zumindest wenn sie sich nicht so lange ignorieren ließen, bis sie von selbst verschwanden.

Der BDI-Test war noch schwieriger: »Ich bin nicht von mir enttäuscht / Ich bin von mir enttäuscht / Ich finde mich fürchterlich / Ich hasse mich – Wählen Sie eine Aussage«.

Hass ist so ein starker Begriff. Hasste ich mich oder war ich nur enttäuscht von mir? Eigentlich traf beides zu. Ich entschied mich trotzdem nur für die Enttäuschung. Obwohl ich mir Ehrlichkeit vornahm, war es mir peinlich, mir vorzustellen, wie diese so nett wirkende Ärztin so eine harte Aussage von mir las.

Es hatte mich mehr als eine Woche gekostet, all die Fragebögen zu beantworten. Nachdem ich sie noch mehrere Male gegenlas, immer unsicher, ob ich richtig geantwortet hatte, schickte ich sie mit einem gewissen Gefühl der Unsicherheit zurück an Frau Dr. Reiser. Nach zwei Wochen harter Geduldsprobe erfolgte der zweite Termin. Auch der wiederholte Besuch dieses Krankenhauses war mit unangenehmen Gefühlen verbunden. Wieder in diesem Zimmer zu sitzen und auf ein Urteil zu warten war beinahe, als befände ich mich unter einem beängstigend wackelnden Damoklesschwert, das jederzeit auf mich stürzen könnte.

»Zuallererst will ich Ihnen sagen, dass Sie gut so sind, wie Sie sind«, begann Frau Dr. Reiser. Das klang beinahe so, als implizierten ihre Worte etwas Schreckliches, als folgte nun mein Todesurteil. Wenn man Sätze so beginnt, folgt doch immer ein Aber, dachte ich bitter. Doch unter dieser dicken

Schicht Sarkasmus bewegte mich ihre Aussage sehr. Sie fand mich gut so. Mich! Ich konnte mich schon wieder nicht beherrschen und schluchzte auf. Sie schob die Box mit den Taschentüchern etwas zu mir herüber. Heulen ist hier eben Standard.

»Ich habe Ihre Fragebögen ausgewertet und muss sagen, dass ich es sehr angenehm fand, bei Ihnen keine Romane am Seitenrand vorzufinden.«

»Naja. Ich wollte eigentlich, sollte ja aber nur ankreuzen. Das haben Sie doch so gesagt?«

Sie lachte.

»Das hält aber viele nicht davon ab, alles noch einmal genauer zu erläutern. Aber zurück zum Thema. Es ist, wie ich bereits vermutete. Sie liegen deutlich im Autismusspektrum.«

So fühlte sich also eine Faust im Gesicht an.

»Ihre soziale Interaktion und ihre Kommunikation weisen deutliche Defizite auf. Ebenfalls auffällig ist, dass Sie nicht in der Lage sind, nonverbale Signale zu erkennen oder selbst auszusenden. Ihre eingeschränkten stereotypen Interessen sind ein weiterer Hinweis. Ich könnte noch einiges aufzählen, das werden Sie dann aber alles in Ruhe in dem Befund nachlesen, den ich Ihnen zusende. Darin finden Sie auch ihre Testergebnisse.«

»Wie geht es denn jetzt weiter?«, fragte ich sie völlig ratlos. Offenbar hatte man mich in einen tiefen, dunklen Abgrund gestoßen und ich musste mich in diesem erst einmal neu orientieren.

Angeblich sei ich begabt. Mathematisch. Aber auch behindert. Für mich passte das alles nicht zusammen, das ergab keinen Sinn. Konkrete Hilfe konnte ich von der Ärztin wohl nicht erhoffen. Während sie weiter über meine Diagnose sprach und über das, was von medizinischer Seite noch folgen könnten, horchte ich in mich hinein. Ich fühlte eine Art Erleichterung, doch sie war sehr ambivalent, denn genau das, was ich immer erfahren wollte, wollte ich nun lieber doch nicht wissen. Nun war nichts mehr wie vorher und nichts würde jemals wieder gut werden.

*

Der Rückweg in meine Wohnung glich einer leisen und langsamen Flucht. Ich wollte nichts mehr von der Welt wissen, wollte für mich sein. All das ausblenden, was so endgültig schien.

*

Die mir zugeschickten Arztberichte legte ich dem Arbeitsamt vor, in der Hoffnung, kompetente Unterstützung für meine Zukunft zu erhalten. Sie müssten dort doch wissen, was mit jemanden wie mir zu tun ist. Wo man mich beruflich unterbringen könnte. Schließlich sind das ausgebildete Fachleute. Die Wirklichkeit wich jedoch ein wenig von meinen Wünschen ab.

Meine Sachbearbeiterin unterbreitete mir drei Vorschläge. Ich könnte in die IT gehen, um Software zu testen und Daten zu analysieren, schließlich wisse man ja, dass das alle Autisten so gut können. Und wenn ich schon mathematisch begabt sei, dann sollte mir das doch besonders leichtfallen. Mit der Realität hatte das nur leider so gar nichts gemein. Ich beherrschte keine einzige Programmiersprache und hatte mich nie im Ansatz damit beschäftigt, wie die Welt hinter der Benutzeroberfläche meines PCs aussah. Warum auch, es interessierte mich nicht sonderlich.

Ihre zweite Idee war die Erwerbsunfähigkeitsrente, die ich mit einer Anerkennung der Schwerbehinderung problemlos bekäme. Dann hätte sich das Thema Berufsleben für mich erledigt und ich müsste mir keine Sorgen mehr darum machen, einen passenden Job zu finden. Es fühlte sich jedoch mehr als falsch an, in meinen Zwanzigern bereits Rente zu beziehen und nie wieder einer Tätigkeit nachzugehen, zumal ich mich ja nicht erwerbsunfähig fühlte. Ich zeigte bislang nur ein erstaunliches Geschick darin, die absolut falschen Stellen zu wählen. Wenn mich die letzten Jahr eines gelehrt hatten, dann dass ich Jobs meiden sollte, in denen ich direkt mit Menschen konfrontiert wurde. Also wohl beinahe alle. Oder wie groß war die Chance, dass man mir ein stilles, reizarmes, im Keller gelegenes Büro ohne Kollegen zur Verfügung stellte?

Wo ich jedoch immer unterkommen würde, meinte sie, sei eine Behindertenwerkstatt. Dort müsste ich auch nicht viel arbeiten und mein Arbeitsplatz sei auf jeden Fall sicher, so lange ich ihn haben wollte. Man wüsste dort ebenfalls genau, wie man mit Behinderten umzugehen habe. Das sollte mir ja sehr recht sein und eigentlich wäre das doch eine sehr gute Lösung. Mein Einwand, dass ich eine halbwegs intelligente, leistungsfähige Person bin, ließ sie nur noch einmal auf meine Behinderung hinweisen.

Ihre drei Vorschläge konnten realitätsferner nicht sein. Ich begriff, dass sie nicht die geringste Ahnung von mir und meiner Situation hatte und meine Erklärungsversuche den Autismus betreffend weiterhin auf taube Ohren stoßen würden.

Worum ich mich aber auf jeden Fall kümmern sollte, so legte sie mir nahe, war die Anerkennung einer Schwerbehinderung. Diese stünde mir als Autistin zu. Alles in mir sträubte sich dagegen. »Behindert« ist doch in den meisten Fällen ein übles Schimpfwort, etwas, womit man nicht in Verbindung gebracht werden möchte. Käme es nicht einer Kapitulation gleich, sich dies offiziell anerkennen zu lassen?

Die Mitarbeiterin des Arbeitsamtes riet mir zu bedenken, dass ich niemanden darüber in Kenntnis setzen müsste und allein die Rentenvorteile, die sich daraus ergäben, doch schon ein Zugewinn seien. Mir war das alles furchtbar unangenehm. Sie wollte mich doch nur in eine dieser Werkstätten stecken, mutmaßte ich misstrauisch. Und mit einer anerkannten Schwerbehinderung wäre dies bestimmt einfacher umzusetzen. Ich versprach ihr, es mir zu überlegen, hatte es aber innerlich schon ausgeschlossen.

*

Was diese mir so unliebsame Diagnose veränderte, war die Selbstverständlichkeit, mit der ich meinen Alltag durch Rituale und Gewohnheiten strukturierte. Ich nahm viel bewusster wahr, wie sehr mein Wohlbefinden und meine Leistungsfähigkeit daran geknüpft waren, dass alles in gewohnten Bahnen verlief. Und erlaubte sie mir. Es war in Ordnung, auf diese Weise zu leben. Es war weder langweilig noch unflexibel. Und ich war in Ordnung, wenn ich es brauchte, denn es ging mir besser damit. Mein Gehirn brauchte keine unnötigen Kapazitäten, um Alltägliches ständig neu zu entscheiden, wenn alles einfach immer gleich war. Seien es Tagesabläufe, Mahlzeiten oder andere kleine Rituale.

Was mir jedoch sehr fehlte, beinahe schon schmerzhaft, war der Kontakt zu Menschen. Wenn das jemand wie ich feststellt, der das Alleinsein derart verinnerlicht hat, es gewohnt ist, dann ist es wohl bedenklich geworden. Sollte ich mich an eine dieser Gruppen wenden, in denen sich Autisten trafen? War ich mutig genug, mich unter Menschen zu wagen?

Was ich so vermisste war Halt, an einer Person, mit der ich sprechen konnte, die mich in den Arm nahm und mir das Gefühl gab, dass das alles schon irgendwie wieder gut werden würde. Ich hatte mir geschworen, genau das nie wieder zu tun, doch mein Vorsatz verpuffte angesichts meiner emotionalen Schieflage. Ich schrieb Henri eine Nachricht und bat um ein Gespräch.

*

Henri war, wie ich wusste, inzwischen in einer neuen Beziehung und sehr zufrieden damit. Um jegliche missverständliche Situation von vornherein zu vermeiden, trafen wir uns daher nicht in meiner Wohnung, sondern in einem ruhigen Café, das ich schon kannte und mit Bedacht für dieses Gespräch ausgewählt hatte.

»Aber ich meinte das damals doch nur im Scherz!«, sagte er, völlig überfordert wirkend. »Ich hätte nie gedacht, dass du … Naja. Dass du wirklich … Und das war ein richtiger Arzt?«

Seine Reaktion kam unvorhergesehen. Er hatte mich doch erst auf diese Idee gebracht – und nun zweifelte er all das an? Wenn ich das anzweifelte, war das ja meine Sache. Aber er sollte doch wissen, dass ich keinen Unsinn erzählte und mir eine derart umfassende Diagnose nicht einfach ausdachte.

»Natürlich, das war eine Klinik, die werden schon wissen, was sie tun.«

Meine Antwort klang harscher als beabsichtigt.

»Und was willst du jetzt tun? Ich meine, kannst du nicht eine Therapie machen und dann klappt das wieder alles?«

»Was sollen die denn da bitte wegtherapieren? Ich habe lange nachgelesen. Mein Gehirn ist einfach anders. Es ist, als läuft in meinem Gehirn ein anderes Betriebssystem. Manche Sachen kann es daher nicht so gut. Kommunikation zum Beispiel. Und Sinnesreize verarbeiten.«

Sein Gesichtsausdruck war derart ablehnend, dass es mich schmerzte.

»Das heißt, du wirst nie wieder normal werden?«

»Ich war nie normal. Und ja. Richtig. Ich werde es auch nie sein.«

»Was soll dann mit dir werden? Ich führe eine ernsthafte Beziehung und wir haben gemeinsame Zukunftspläne, Elisabeth. Ich kann dich nicht mehr beschützen.«

Damit war zwischen Henri und mir wohl alles gesagt. Ich hoffte für ihn, dass er in seiner neuen Partnerschaft das fand, was er suchte. Er hatte nun ja eine funktionierende Frau ohne Defekt. Und dass es das war, was ihn wirklich glücklich machen würde. Dass ich keinen Beschützer haben wollte, der mich als Teil seines Status und seines Besitzes ansah, hatte ich durch ihn gelernt.

Wir verabschiedeten uns, freundlich, aber sehr distanziert. Wir waren uns fremd geworden.

*

In meiner sozialen Isolation fühlte sich meine Wohnung immer öfter an wie ein Käfig, aus dem ich nicht zu entkommen vermochte. Um nicht weiter, von innerer Unruhe getrieben, auf und ab wandern zu müssen, ließ ich mir ein Bad ein. Meinen Körper in warmes Wasser zu hüllen, gab mir das Gefühl von Geborgenheit. Ich spürte seine Grenzen, spürte mich, wusste wieder, wo ich aufhörte und die Welt begann. Langsam tauchte ich unter, bis mein Kopf ganz von Wasser bedeckt war und da nichts mehr war als das gleichmäßige, beruhigende Rauschen.

KAPITEL 13

LEBEN, NEU

VOR VIER JAHREN – ALTER: 24

Die erste Zeit nach der Diagnose war härter, als ich es mir vorgestellt hatte. Nicht das erhoffte Gefühl der Erleichterung stellte sich ein. Stattdessen glaubte ich, man hätte mir den Boden unter den Füßen weggerissen. Es mag Menschen geben, denen die Gewissheit über ihren Zustand sofortigen Halt gibt; leider gehörte ich nicht zu ihnen. In mir löste die Diagnose Angst aus und den fatalistischen Gedanken, mit Mitte zwanzig unabänderlich am Leben gescheitert zu sein.

Ich fühlte mich in mir eingesperrt, in diesem fehlerhaften Körper mit dem falsch funktionierenden Gehirn. Es gab keine Möglichkeit, all dem, was mir das Dasein so viel schwerer machte, zu entkommen. Vor allem aber mir selbst.

*

Es war einfacher, mich vor Henri zu behaupten, als mir selbst einzugestehen, was mit mir los war. Ich war enttäuscht von

Henri, keine Frage. Aber wir gingen nun getrennte Wege, es gab keinen Grund mehr, mich seinen Standards anzupassen, seinen Erwartungen zu entsprechen. Mir wurde bewusst, dass niemand da war, der mich bewertete und den Grad meines Scheiterns bemaß. Nur ich konnte mich verurteilen und mein Urteil wog schwer.

Mir fehlte etwas. Ich hatte Henri nicht kontaktiert, weil ich ihn vermisste. Die Trennung hielt ich weiterhin für die richtige Entscheidung. Ich vermisste einen Menschen an meiner Seite. Jemanden, mit dem ich die vielen Fragen, die Unsicherheiten, die Sorgen, die mein Denken dominierten, teilen konnte. Den wenigen Menschen, die ich kannte, konnte ich mich nicht wirklich öffnen. Ich hatte das Gefühl, sie hatten bereits ein festes Bild von mir und es würde schwer werden, dieses zu erweitern oder zu ändern. Zudem stand mir niemand so nahe, dass ich wirklich offen sein konnte. Ich hatte das Bedürfnis, mich jemandem anzuvertrauen, der mich noch nicht kannte, der meine Gefühle und Geständnisse nicht auf Basis unserer gemeinsamen Geschichte bewertete, sondern völlig unvoreingenommen an mich herantrat. Ein Mensch, der nicht befangen war. Doch wie lernte man jemanden kennen, wenn man in solch festen Strukturen lebte wie ich?

Ich klickte mich nach langer Zeit wieder einmal durch eine Dating-Website, ohne wirklich zu wissen, was ich erwartete. Ich hatte mir nie Illusionen gemacht, dort die große Liebe zu finden, ich glaubte nicht einmal daran, überhaupt etwas zu finden, was meinen emotionalen Bedürfnissen gerecht werden könnte. Die Nachrichten, die ich erhalten hatte, und die daraus entstandenen oberflächlichen Kontakte waren ernüchternd. Kaum einer davon verschleierte seine eigentliche

Absicht. Jede Bitte um ein Kennenlernen, egal, hinter wie viel Harmlosigkeit sie sich versteckte, war kaum noch zweideutig zu nennen. Selbst jemand wie ich, der mit Kommunikationsschwierigkeiten lebte, konnte das bemerken. Aber das war nicht, was ich suchte. Ich wollte Verständnis, Mitgefühl, ein Ohr. Dass sie gut zuhören konnten, behaupteten die meisten. Aus Erfahrung wusste ich, dass dieses Zuhören immer an eine Bedingung geknüpft war. Ich wollte beides ungern vermischen.

*

Viel Zeit verbrachte ich zudem damit, die Vorfälle und Ereignisse in meinem Leben neu zu durchdenken. Sie sahen anders aus, wenn man sie unter Berücksichtigung des Autismus betrachtete. Nicht besser, nicht einfacher. Und ganz sicher nicht erträglicher. Aber nachvollziehbarer wurden sie. Wie kann man von jemandem erwarten, über Hürden zu springen, wenn derjenige nicht rennen kann? Wie konnte man von mir erwarten, ein Leben zu meistern, für das ich nicht gut genug ausgerüstet war? Es fiel mir schwer, meine Meinung von mir selbst zu revidieren, aber war ich vielleicht zu hart zu mir? Verlangte ich zu viel?

Noch mehr aber wurde mir bewusst, dass es in meiner eigenen Hand lag, wie sich mein Leben fortan gestaltete. Wenn einem bestimmte Mittel fehlten, musste man improvisieren. Ich mochte vielleicht keinen Reizfilter haben, aber ich konnte mir zu Hause einen Ort der Ruhe schaffen, in dem ich mich zurückziehen und erholen konnte. Ich musste keinen großen, bunten Freundeskreis haben. Reichte es nicht, die wenigen

Menschen wertzuschätzen, die ich gern in meinem Leben hatte? Und wenn Kommunikation so schwierig ist, dann ist es wohl an mir, entsprechende Hilfsmittel dafür zu suchen. Ich holte ein Blatt Papier und notierte mir diese Regeln. Sie werden nicht alles lösen können, das war mir klar. Doch einen kleinen Leitfaden zu haben erschien mir derzeit auch nicht falsch.

Meine Notizen wurden immer komplexer. Was mir guttat, listete ich auf. Was mich erschöpfte, mir Kraft raubte oder mich überforderte, schrieb ich ebenso auf. Nach und nach konnte ich Verbindungen zwischen einzelnen Punkten herstellen. Die naheliegenden, wie das Aussperren aller Reize nach einer anstrengenden Zeit in lauter Umgebung, fanden sich schneller. Für andere brauchte ich eine Weile. Es überraschte mich zu sehen, dass ich die Gefühle der Angst und Überforderung damit in den Griff bekommen konnte, indem ich Dinge ordnete und sortierte. Mal standen meine Bücher also alphabetisch nach Autor aufgereiht in den Regalen, ein andermal probierte ich die Sortierung nach Coverfarbe. Das Trennen nach Genre gab ich bald auf, es war einfach nicht exakt genug.

Dass ich mein Besteck in der Schublade ordentlich aufeinanderstapelte und nach Design ordnete, war mir zwar ein wenig peinlich, denn es kam mir doch außerordentlich schrullig vor. Aber es bekam ja niemand zu Gesicht. Mein Putzfimmel schien ebenso unnormal ausgeprägt zu sein. Die ritualisierten und gleichbleibenden Bewegungen dabei waren aber so wunderbar beruhigend. Ich konnte meinen Gedanken nachhängen, während ich mich wie exakt programmiert durch die Wohnung putzte. Und was ist schon Normalität? Da passe ich doch ohnehin nicht hinein, ich sollte nicht weiter so tun, als könnte ich es doch.

Bald hatte ich Pläne für jede Alltagssituation, jeder Tag hatte ein Muster, je nachdem, was an ihm zu erledigen war, ob ich das Haus verlassen musste, arbeitete oder freie Zeit genoss. Selbst die Ernährung folgte einem Plan. Nicht einer Diät wegen, vielmehr um eine Einkaufsroutine aufrechtzuerhalten, die mir beste Nährstoffversorgung bei minimalem Einkaufsaufwand zusicherte.

*

Verstohlene, sporadische Besuche auf der Dating-Website blieben Teil meiner Routine, ohne dass sich daraus etwas entwickelte, was auch nur ansatzweise einer emotionalen Bindung gleichkam. Einige Monate nach meiner Diagnose, ich bewegte mich zunehmend sicher im Alltag, schlichen sich auch die alten Muster und oberflächlichen Kontakte wieder ein. Die Menschen, die ich auf diese Weise traf, wollte ich nicht länger als die paar Stunden, die sie blieben, ertragen. Sie erfüllten einen Zweck. Und vielleicht, weil unser Kennenlernen aus etwas sehr Oberflächlichem heraus entstand, erlaubte ich ihnen nicht, etwas für mich werden zu können, was ich mir eigentlich wünschte.

*

Gelegentlich las ich Erfahrungsberichte und Bücher zum Thema Autismus. Die allermeisten, vor allem Ratgeberbücher, stammten von Autoren, die selbst keine Autisten waren, aber über Autisten schrieben. Sie schlugen Therapien vor, entwickelten Verhaltensregeln und Trainings und gaben Prognosen darüber ab, wie gut man diese Autisten an die Umwelt anpassen kann. Nie aber las man davon, was Autisten selbst dachten, welche Hilfe und Unterstützung sie sich wünschten, wie sie zurechtkamen, welche Strategien und Therapien sie für sinnvoll erachteten. Ich fragte mich, wie es diesen anderen Autisten geht. Sie schienen selbst keine Stimme zu haben und nur als zu behandelnde Subjekte vorzukommen. Man schrieb über sie, beschäftigte sich mit ihnen, ohne sie aber zu Wort kommen zu lassen.

Es juckte mir in den Fingern, das zu ändern. Die Möglichkeit zu ergreifen, Autismus eine Stimme zu geben. Darüber zu erzählen, wie es ist, mit einer Neurodiversität zu leben, ohne es zu wissen. Und darüber, was es für einen Unterschied macht, wenn man dann eine Diagnose erhalten hatte. Doch wer sollte mir schon zuhören? Die Angst, nicht ernst genommen oder gar ausgelacht zu werden, war lähmend stark. Lag der Grund, warum Autisten selbst nicht zu Wort kamen, darin begründet, dass niemand sie hören wollte, oder darin, dass sie selbst nichts sagten? War beides ein Grund dafür? Wollte man nichts von ihnen hören? Die bisherigen Bücher gaben mir den Eindruck, ein guter Autist sei ein stiller Autist. Einer, der nicht auf sich aufmerksam macht und wirkt wie ein Neurotypischer, im Gegensatz zu der Ärztin, die mir riet, mehr ich selbst zu sein und nach meinen Bedürfnissen zu leben. Wessen Worte hatten nun mehr Gewicht?

*

Dieser Gedanke, laut zu werden, über das zu sprechen, weswegen ich mich lange unsichtbar machen wollte, ließ mich auch in den Monaten danach nicht los. Ich wusste nur nicht, wie ich es anstellen könnte, wer mich überhaupt hören wollte. Darüber zu reden traute ich mir nicht zu. Die einzige Möglichkeit war also, mich schriftlich mitzuteilen. Ob ein Blog die Lösung sein konnte? Bloggen – das klang groß, irgendwie bedeutungsvoll. Ich nutzte das Internet täglich, ohne aber selbst größere Spuren darin zu hinterlassen. Das würde meine Kompetenz übersteigen, glaubte ich. Für mich war das Führen eines Blogs ein Rätsel.

Ohne viel Aufwand fand ich zwar Informationsmaterial darüber, wie man solch eine Website aufbaut und gestaltet, doch ich war mir sicher, das läge außerhalb meiner Fähigkeiten. Das Umfeld, in dem ich aufgewachsen war, hatte mich nicht dazu ermutigt, mich zu entfalten. Der einzige Grund, weshalb ich mich mit manchen Dingen nicht beschäftigte, war der, dass ich insgeheim fürchtete, an dem Thema intellektuell zu scheitern. Es gab, das Gefühl hatte ich, noch unendlich viel, was ich lernen musste. Und lernen wollte. Auch über das Schreiben wusste ich nichts. Wie frustrierend das alles war. Ich sollte alles hinwerfen und vergessen. Aber dann hätte ich wieder einmal eine Ausrede gefunden, etwas nicht tun zu müssen. Hätte aufgegeben, statt nach einer Lösung zu suchen.

*

Meine Recherchen ergaben, dass es mehr Bücher über das Schreiben gab, als ein einzelner Mensch lesen könnte. Online-Kurse an Fern-Universitäten waren auch eine Möglichkeit, das schien mir dann aber doch etwas übertrieben, auch wenn es in meinen Augen perfekte Rahmenbedingungen für einen Menschen wären, der das Schreiben lernen wollte.

»Schreiben lernen«, das klang sehr dramatisch. Ich fand meine ersten Gehversuche, kleine Texte, die ich nur für mich schrieb, gar nicht so schlecht. Aber verglichen mit den Texten, die ich in anderen Blogs fand, trieben sie mir die Schamesröte ins Gesicht. Wenn ich mich schon der Welt öffnete, dachte ich, sollte es nicht mit einem Minderwertigkeitskomplex aufgrund mangelnder Fähigkeiten sein.

Ich suchte weiter nach einer Möglichkeit, mich fortzubilden. Die Option, dies in der Sicherheit meiner Wohnung tun zu können, war weiterhin verlockend und attraktiv. Gleichzeitig war es klug, es einmal anders anzugehen, war es doch mein Wunsch, meinen Alltag normaler leben zu können. Ich wollte kein Eremit werden, mich nicht völlig zurückziehen. Meine eigenen vier Wände sollten mein Erholungsort sein, aber ich war nun wirklich zu jung, um nie wieder die Außenwelt zu betreten.

Auf der Website der Volkshochschule fand ich einen Kurs, der einem die Grundlagen des Kreativen Schreibens vermitteln wollte. Er fand wöchentlich statt, schien übersichtlich und ließ keine Fragen offen. Das gefiel mir. Ich konnte mir gut vorstellen, ihn zum Bestandteil meiner Routine zu machen, ein neues Ritual aus den Kursbesuchen zu kreieren. Vom Ehrgeiz gepackt meldete ich mich an.

Und bereute. Es dauerte nicht lange, bis sich meine Zweifel meldeten. Jede Woche zwei Stunden unter Menschen verbringen zu müssen, war das nicht der reine Horror? Fremde Menschen, die mich entweder sofort ablehnten oder aber wenig später zu dem Entschluss kamen. Und was, wenn ich nicht gut genug war, wenn ich etwas vorlesen musste, das mitnichten dem Niveau der anderen entsprach? Meine Nervosität stieg in den Tagen vor dem Kursstart ins Unermessliche.

*

Die letzten Meter bis zur Volkshochschule ging ich zu Fuß. Das überfüllte Verkehrsmittel hatte nicht dazu beigetragen, den Overload zu mindern, den ich aufgrund der Anspannung hatte. Als ich das Gebäude betrat, setzte ich im Treppenhaus vorsichtig einen Fuß vor den anderen, um nicht zu stolpern, nicht aufzufallen. Ich fand die Tür zum Kursraum und schaute hinein. Die Tische waren zu zwei Dritteln besetzt. Die Anwesenden unterhielten sich, als wäre es das Normalste der Welt.

Ich seufzte. Und immer wieder die Frage: Wie machten die das nur? Kamen an einen wildfremden Ort, mit völlig neuen Menschen, und lernten sich kennen, als wäre es das Normalste der Welt. Wie damals im Kindergarten. Nur dass ich nicht einmal eine Süßigkeiten-Kette dabeihatte, um das Eis brechen zu können. Hier gehörte ich nicht hin, dachte ich. Das war nicht ich. Ich war Autistin und das da drinnen waren normale Menschen. Sogar viele davon. Und sie machten mir Angst. Ich wollte nach Hause.

Ich machte auf dem Absatz kehrt und stieß fast mit einer Frau, etwa in meinem Alter, zusammen. Ich hatte wohl sehr erschrocken geschaut, weil sie mich freundlich lächelnd fragte, ob alles in Ordnung sei. Keine Worte findend, nickte ich einfach. Sie blickte mich an, sah dann in den Raum und wieder zurück zu mir.

»Ich hasse das auch, wenn ich irgendwo hinkomme und niemanden kenne«, sagte sie. »Warum ändern wir das nicht?«

Sie hob die Hand und winkte. Sie machte keine Anstalten, mir die Hand zu geben oder mich sonst wie zu berühren.

»Ich bin Anne.«

»Ich bin Autistin.«

Sofort biss ich mir auf die Lippen und wäre am liebsten im Boden versunken. Wie konnte ich nur so tollpatschig sein? Warum hatte mir mein Hirn einen solchen Streich spielen müssen und mir diesen Versprecher eingebrockt? Ich spürte, wie ich rot wurde.

»Ich … ich meine«, stotterte ich, »ich bin Elisabeth.«

Anne lachte.

»Cool. Hallo Autistin Elisabeth. Ich bin Anne.«

Jetzt war es an mir zu lachen.

»Was ist?«, fragte Anne und deutete auf den Raum. »Wollen wir lieber einen Kaffee trinken gehen?«

Ich nickte.

KAPITEL 14

HIER

VOR 2 JAHREN – ALTER: 28

Diese Baustelle war gestern aber noch nicht da. Verwirrt schaue ich mich um. Baumaßnahmen in meiner unmittelbaren Wohngegend empfinde ich als störenden Prozess. Ich mag es nicht, wenn sich die Umgebung ändert. Nun muss ich dadurch die Straßenseite wechseln, wie alle anderen Fußgänger auch. Nur dass die anderen keinen Gedanken daran verschwenden, mir aber gerade klar wird, dass ich all die Jahre nie auf ebenjener anderen Straßenseite gelaufen bin. Die Häuserfront, die ich sonst nie sehen konnte, weil ich mich ja direkt davor bewegte, sieht merkwürdig fremd aus, und ich glaube, ich betrachte sie tatsächlich zum ersten Mal. Neurotypische Menschen finden das sicher ein wenig verrückt. Für eine Autistin ist das aber völlig normal. Wir lieben und brauchen eine gewisse Gleichförmigkeit, sich wiederholende Handlungen. Rituale.

Jeder Autist pflegt sehr individuelle, stereotype Abläufe. Natürlich unterliegen diese Rituale einem gewissen Wandel und können bei Bedarf auch abgeändert oder angepasst werden. Aber in den Grundzügen bleibt ein Ritual immer gleich und man kann es in jedwedem körperlichen und geistigen Zustand absolvieren. Ein wenig fühlt sich diese Gleichförmigkeit an, als schmiege man sich in einen alten, kuscheligen Pullover. Es ist sicher, vertraut und behaglich. Man könnte mir die Augen verbinden und ich würde meine üblichen Abläufe blind absolvieren können. Jeder Schritt, jede Bewegung ist tief verinnerlicht.

Muss ich auf meine Routinen verzichten oder sie spontan abändern, den Gegebenheiten angleichen, bleibt nichts als Hilflosigkeit und Verwirrung. Dann ist die Welt falsch und unvollständig, fremd und Furcht einflößend. Dann braucht jeder Schritt Aufmerksamkeit, strengt an, will bewusst gemacht werden und erschöpft. Diese Gewohnheiten lassen sich bei Bedarf anpassen, neu erfinden oder abschaffen, doch das bedarf viel Zeit und einer gewissen Notwendigkeit.

Zugegeben, manchmal fühle ich mich in diesen Routinen gefangen. Bin frustriert ob der Notwendigkeit dieses Sicherheit vermittelnden Verhaltens. Aber ich würde mir selbst Lebensqualität nehmen, verzichtete ich auf diese Hilfe. Würde mir Kraft rauben, die ich an anderer Stelle dringender brauche.

Auf mein Umfeld wirke ich durch diese stereotypen Handlungsmuster fälschlicherweise unflexibel. Es ist schwer, einem anderen zu erklären, dass ich damit meine Batterien auflade, meine Kräfte sammele, wenn der andere das für sich einfach nicht benötigt. Auch das hohe Bedürfnis nach Rückzug und dem Alleinsein weckt Unverständnis und stößt Mitmenschen schnell vor den Kopf. Das führt zu gern dazu, dass aus dringend benötigter Alleinzeit unfreiwillige Einsamkeit wird.

Aber das ist ein Problem, das man mit einer unsichtbaren Behinderung wie Autismus einfach nicht vermeiden kann. Man sieht sich immer einem großen Erklärungsaufwand ausgesetzt. Wie will man auch verständlich machen, dass man nicht wie üblich funktioniert, wenn man doch auf den ersten Blick normal wirkt und aussieht? Beim Offenlegen meiner Diagnose werde ich immer wieder mit kuriosen Reaktionen konfrontiert. Ich halte es für wichtig, den Menschen von meinem Autismus zu erzählen, mit denen ich regelmäßig zu tun habe. Das erleichtert ein gegenseitiges Aufeinandereinlassen, fördert Rücksichtnahme und Verständnis auf beiden Seiten. Leider wird man dann doch ab und an mit einigen Perlen der Absurdität konfrontiert. Im Laufe der Zeit hab ich so meine ganz persönliche Top Ten der Dinge erstellt, die man zu hören bekommt, wenn man sich als Autist »outet«, und mir die entsprechenden Antworten fest eingeprägt:

1. »Du bist Autist? Das kann nicht sein.«
Ach, wirklich? Danke für diese erlösenden Worte! Vergessen wir den jahrelangen Leidensdruck und sehen wir über die Facharztdiagnose hinweg zugunsten deines Bauchgefühls! Ganz kurz: Was war noch mal deine Qualifikation? Spaß beiseite: Wenn jemand sagt, er sei Autist, kann man davon ausgehen, dass die Person weiß, wovon sie spricht. Klar, ich verstehe, dass manche Menschen die Feststellung, dass sie es einem nicht ansehen, wahrscheinlich sogar als Kompliment meinen. Aber sie berücksichtigen dabei nicht, wie beleidigend, wie demütigend es ist, sich für eine Behinderung auch noch rechtfertigen zu müssen. Diese Aussage zeugt von einiger Ignoranz.

2. »Ich dachte, Autisten seien geistig behindert?«
Was ist das denn für eine Frage? Zum einen ist Autismus eine seelische, keine geistige Behinderung. Zum anderen impliziert sie, dass eine geistige Behinderung zwangsläufig ein für alle sichtbares Stigma mit sich bringt. Was für ein Quatsch. Autismus bildet ein großes Spektrum, das von leichten Auffälligkeiten bis zum Mutismus, von geistiger Beeinträchtigung bis hin zu überaus hoher Intelligenz reichen kann. Kein Autist gleicht in seiner Symptomatik einem anderen, so wie kein neurotypischer Mensch einem anderen gleicht. Diese Aussage trieft einfach nur vor Vorurteilen.

3. »Und was ist deine Inselbegabung?«
»Savants«, wie Menschen mit Inselbegabung genannt werden, sind Personen, die in einem sehr kleinen Bereich sehr außergewöhnliche Leistungen erbringen, sonst aber oft entwicklungsgestört sind. Ja, fünfzig Prozent der Savants sind Autisten. Geht man davon aus, dass es etwa hundert bekannte Savants gibt, aber drei von zehntausend Kindern nach gängigen Diagnosekriterien autistisch sind, fällt also auf, dass die allerallerwenigsten Autisten Savants sind. Autisten haben allerdings Spezialinteressen, was ähnlich klingen mag, aber nicht vergleichbar ist. Wir interessieren uns für ein oder mehrere Themen und schaffen es, innerhalb sehr kurzer Zeiträume enormes Wissen darüber zu sammeln. Die Beschäftigung damit ist Rückzug und Erholung und somit wichtig und gut. Außer wenn es um das Sammeln unreflektierter Fragen zum Thema Autismus geht. Das ist einfach nur nervig.

4. »Warum reißt du dich nicht einfach zusammen? Wir haben doch alle Probleme. Mir wird auch manchmal alles zu viel!«
Das ist demütigend, grausam und falsch. Außerdem – wie bitte reißt man sich zusammen? Man kann doch nur Dinge auseinanderreißen. Solche Aussagen lassen massiven Druck entstehen und grenzen aus. Wer noch nie einen Overload erlebt hat, noch nie an der eigenen Unfähigkeit in vermeintlich einfachen Dingen wie Kontaktaufnahme, Kommunikation und anderen Alltagsdingen gelitten hat, sollte derart selbstgerechte Sätze nicht aussprechen. Autismus ist keine sichtbare Behinderung, nichts, was anderen gleich ins Auge springt. Das macht es noch einmal schwieriger, Verständnis und Rücksichtnahme zu erhalten.

5. »Dann bist du doch ein Informatik-Genie? Ich habe da nämlich ein Problem mit meinem Computer.«
Ähm. Ja. Nein. Eher nicht so. Ich zumindest nicht. Entschuldigung. Es gibt Autisten mit dem Spezialinteresse Informatik, die auch beruflich die Möglichkeit haben, dies zu nutzen. Eine Studie ergab aber, dass sich die meisten wohl eher für andere Naturwissenschaften interessieren. Aber mal im Ernst. Nicht jeder adipöse Mensch ist Bäcker oder Koch; nicht jeder Mann interessiert sich für Autos; nicht jede Frau will Kinder kriegen.

6. »Ach, du hast nur Asperger? Du bist also gar kein richtiger Autist.«
Es gibt keinen »*Autismus light*«. Und ich muss noch einmal auf das Spektrum hinweisen. Asperger-Autismus ist weder ein leichter noch »*kein richtiger*« Autismus. Es ist einfach nur

Autismus und bringt somit für jeden Autisten individuelle Vor- und Nachteile mit sich. Für Autisten, die selbstständig und allein leben, einem Beruf nachgehen und Partnerschaften pflegen, gelten die gleichen Maßstäbe, mit denen man auch Neurotypische misst. Nur können wir nie so funktionieren wie Neurotypische. Das lässt uns in den Augen Außenstehender schnell versagen. Und überhaupt: Wer Autist ist, entscheidet nicht eine beliebige Person, sondern ein entsprechend ausgebildeter Facharzt.

7. »Dann hast du also keinen Humor?«
Ich finde schon, dass ich Humor habe, und Überraschung, ich lache gern über witzige Filme oder Geschichten. Wie sehr viele Autisten neige ich aber dazu, Dinge wörtlich zu verstehen. Ironie und Sarkasmus sind mir nicht fremd, im Gegenteil. Doch bei mir unbekannten Menschen kann ich sie ebenso wenig lesen wie Mimik, Gestik und nonverbale Informationen. Kommunikationsprobleme sind Teil meines autistischen Alltags. Was ich gerade mit Johannes erlebe, zeigt das sehr deutlich.

8. »Du kannst kein Autist sein, du hast ja Gefühle!«
Ja. Und wenn man mich schneidet, dann blute ich. Warum sollte ich keine Gefühle haben? Viele Autisten berichten, dass sie Emotionen sogar außergewöhnlich tief und intensiv erleben. Doch man sieht es uns oft nicht an, es spiegelt sich seltener in unserer Mimik und man macht doch vieles mit sich selbst aus, statt es nach außen zu kommunizieren. Ich behalte meine Gefühle am liebsten dort, wo sie meiner Ansicht nach hingehören. In mir.

9. »Autismus ist doch eh nur so eine Modediagnose. Wie ... [hier andere vermeintliche Modediagnosen einfügen].«
Nein. Definitiv nicht. Für mich ist mein Autismus kein Schmuck. Ich lebe mit ihm, gezwungenermaßen. Du kannst die H&M-Kollektion vom letzten Jahr einfach in die Altkleidersammlung geben; mein Autismus wird mich mein Leben lang begleiten. Das ist nicht etwas, das man sich aussucht. Aber klar, ich verstehe, dass man als Außenstehender das Gefühl hat, dass es mehr Autisten als früher gibt. Das hat gute Gründe: Die Möglichkeiten der Diagnostik und die Anzahl der Spezialisten haben in den letzten Jahren zugenommen. Es ist nur eine logische Konsequenz, dass nun auch mehr Diagnosen gestellt werden können. Das Diagnoseverfahren, das nach dem Ausschlussverfahren funktioniert, ist streng und detailliert, was das Risiko von Fehldiagnosen verringert.

10. »Wie viele Zahnstocher liegen hier auf dem Tisch?«
Vergiss »Rain Man«. Bitte. Ganz schnell. »Rain Man« war kein Autist. »Rain Man« war ein Savant – siehe Punkt drei. Außerdem liegen hier keine Zahnstocher. Nicht wenn ich es verhindern kann. Ich mag es aufgeräumt. Meine Zahnstocher sind da, wo sie hingehören. Im Küchenschrank.

*

Und das sind noch die halbwegs unterhaltsamen Vorurteile. Grotesker und mitunter tragisch wird es, wenn diese Vorurteile eine unmittelbare Auswirkung auf den Umgang mit Autisten haben. Vor allem, wenn es um Kinder geht. Geschäftstüchtige Menschen haben allerlei Wässerchen, Tinkturen, Globuli und Therapien für die teilweise sehr verunsicherten und verzweifelten Eltern zur Hand, die natürlich kostspielig sind – nur was teuer ist, kann ja Wirkung haben –, aber sehr gute Heilungschancen versprechen. Oft auf Kosten der psychischen und/oder physischen Gesundheit des kleinen Autisten.

Man verspricht Heilung von einer neurologischen Gegebenheit, die nach derzeitigem medizinischen Stand genetische Ursachen hat. Das entbehrt nun wirklich jeglicher Logik. Ja, es ist schwer, Unbeteiligten etwas derart Komplexes wie Autismus zu erklären, das in solch großer Vielfalt auftritt und doch nicht einfach zu erkennen ist.

Bei all dem fällt sehr auf, dass nie gefragt wird, was der autistische Mensch möchte, was ihm guttut, was er braucht, um mit all seinen Fähigkeiten und Einschränkungen am Leben teilzunehmen. Man spricht in der Regel über Autisten, nicht mit ihnen. Es wird nicht deutlich, dass ein Autist mehr ist als die Summe seiner Unfähigkeiten, mehr als nur Belastung. Dass er einen Wert hat wie jeder andere Mensch auch.

Man überlegt nicht, wie man unter Rücksichtnahme der Persönlichkeit Unterstützung bieten könnte, sondern denkt nur daran, wie man einen Autisten so »zurechttherapieren« kann, dass er möglichst normal wirkt. Bei all dem fühle ich mich nicht als Mensch, ich fühle mich nicht respektiert, sondern wie ein schnell aus dem Sichtfeld zu schaffender Störfaktor. Ich fühle mich zerrissen zwischen einer neurotypischen Welt, die mich für leistungsschwach und fehlerhaft hält und von mir erbarmungslos fordert, möglichst normal zu funktionieren, und dem inneren Wunsch, neurotypisch funktionieren zu können. Das Wissen, diese neuronormative Funktionalität nie erreichen zu werden, nährt diesen Konflikt nur. Natürlich wäre es bequem, wenn man Autismus wegtherapieren könnte. Wenn es dieses eine Wundermedikament gäbe. Das wäre schließlich weitaus einfacher, als sich mit Inklusion auseinanderzusetzen.

*

Orientierung suchend sehe ich mich um. Nichts hier kommt mir bekannt vor. Dies ist nicht mehr nur die andere Straßenseite, es scheint ein komplett anderes Viertel zu sein. Mir wird ein wenig flau. Sich in einer Stadt zu verirren, in der ich schon so viele Jahre lebe, ist einfach nur typisch für mich. Meine Hände flattern ein wenig. Ich habe Angst, dass es mir misslingen wird, den Anschein von Normalität zu bewahren. Hier ist alles neu. Ich werde langsam panisch. Orientierung war noch nie meine Stärke. Es wundert mich, dass ich mich noch nie in meiner eigenen Wohnung verlaufen habe. Dabei kann ich ja nicht weit gelaufen sein, ich hatte mich ja gefühlt nur ein paar Augenblicke in meinen Gedanken verloren. Ich verschränke meine Hände ineinander, um das nervöse Flattern zu unterbinden. Bloß nicht von der Angst verrückt machen lassen. Das ist das Letzte, was ich jetzt gebrauchen kann.

Rechts von mir befindet sich ein kleines Antiquariat, davor ein Tisch, der sich unter der Last der Bücher beinahe schon zu biegen scheint.

Wie kann man Bücher nur derart unordentlich ausbreiten? Das wirkt so lieblos auf mich. Ich verschaffe mir einen Überblick und beginne, die Bücher der Größe nach aufzureihen, so wie auch mein Regal zu Hause geordnet ist. Eines davon hat ein unübliches Format, es ist beinahe quadratisch und lässt sich nicht harmonisch in die Reihe sortieren. Es ist ein Bildband. Ich lasse die Seiten durch meine Finger gleiten.

»Interessant. Das hat noch niemand meiner Kunden gemacht.«

Vor Schreck lasse ich beinahe das Buch fallen. Wie lange steht dieser Mann dort schon? Mit dem Mittelfinger schiebt er seine runde Brille nach oben und lacht.

»Ich habe Sie erschreckt. Das tut mir leid.«

Ich ringe nach Worten. Das war bestimmt furchtbar falsch, was ich gerade getan habe.

»Sie mögen Munch?«

Er scheint mir wirklich nicht böse zu sein. Der Buchhändler lächelt mich sehr freundlich an und sucht den Blickkontakt, wie es bei Gesprächen üblich ist. Um dieses Verhalten zu imitieren, habe ich mich darauf trainiert, Menschen auf die Nasenwurzel zu sehen und so diesen Blicken auszuweichen, die voller für mich unentschlüsselbarer Informationen sind und sich somit immer sehr unangenehm anfühlen.

Ich nicke. »Seine Hingabe zu Traurigkeit und Melancholie berührt mich sehr. Er malte, was er empfand, nicht, was er sah. Ich kann mich in seine Werke hineinfühlen.«

Er strahlt. »Genauso geht es mir. Kennen Sie auch seinen Briefwechsel mit Tulla?«

Auch das bejahe ich.

Er blättert kurz in dem Band und gibt ihn mir dann aufgeschlagen zurück. Während ich die Zitate betrachte, streichen meine Finger über die Seite. Zart, ich will nichts kaputt machen, nichts zerstören, nicht stören, weder das Papier noch die Gedanken im Brief.

»Wie Sie mit Büchern umgehen, das sehe ich selten.«

Ich fühle mich ertappt und merke, wie ich erröte. Schnell senke ich meinen Kopf und halte mich an den Buchstaben fest.

»Sie können es haben.«
Ich bin verwirrt.
»Was?«
»Das Buch. Ich schenke es Ihnen.«
»Das geht?«
Er lacht.
»Natürlich«, sagt er. »Das ist mein Geschäft. Sehen Sie es als kleine Aufwandsentschädigung für Ihre Arbeit.«
Ich klappe das Buch zu und beiße mir auf die Lippen. Ich weiß, dass ein Dank jetzt angebracht wäre. Wie auf Autopilot stammle ich etwas, bevor ich davonhusche, das Buch fest an mich gedrückt. Der heutige Abend wird nur uns gehören.

*

Meine Tage beginnen seit Jahren mit dem gleichen Ritual. Ich stolpere aus dem Bett, schnappe mir die Zahnbürste und während ich mit der einen Hand meine Zähne putze, befülle ich mit der anderen bereits vorsichtig und selten ohne größere Pfützen auf dem Boden zu hinterlassen die Kaffeemaschine. Dann fülle ich exakt vier Esslöffel Haferflocken in eine Schüssel, schneide einen Apfel dazu und gebe etwas Milch darüber. Während ich den Kaffee hole, fährt der PC hoch und ich lese frühstückend, was über Nacht so alles in der Welt geschehen ist.
Ein Blick in das Postfach zeigt mir Spam, Spam, Spam, Newsletter, Johannes, Spam. Schon wieder Johannes?

»Liebe Elisabeth,

seit meinem neunzehnten Lebensjahr habe ich einen Bausparvertrag und passe jedes Jahr auf, die vermögenswirksamen Leis-

tungen zu bekommen. Ich habe eine Lebensversicherung, zahle zusätzlich in eine Riesterrente ein und habe ein Aktiendepot, das einfach so vor sich hin dümpelt. Ich habe einen Steuerberater. Mit dem gehe ich sogar zwei Mal im Monat bowlen. In meiner Freizeit spiele ich außerdem gern Squash oder Billard. Meine Eltern sind ziemlich zufrieden mit mir, und wenn ich ehrlich bin, frustriert mich das irgendwie. Ich wollte eigentlich malen. Bei meinen Eltern zu Hause hängen gerahmte Bilder von mir, die ich als Kind gemalt habe. Die Bilder sind gerahmt. Bei uns gab es das nicht, dass man das Bild mit einem Magneten einfach mal am Kühlschrank befestigte. Nein, sie wurden gerahmt. Meine Eltern mochten meine Bilder. Bis ich ungefähr zwölf war. Dann wurden sie nicht mehr aufgehängt, weder in der Küche noch im Flur. Weißt du, auf Kinderbilder waren wir stolz in unserer Familie. Aber als berufliche Laufbahn? Blöderweise habe ich mich dazu entschieden, meine Eltern stolz zu machen. Und das ärgert mich jeden Tag. Und manchmal, wenn ich dann ein Blog lese, dann bringt mein Stolz mich dazu, anderen Ratschläge erteilen zu wollen. Vielleicht kompensiere ich damit meine eigene Unzufriedenheit. Ich weiß es nicht.

Ich habe gelesen, dass viele Autisten besonders empfindlich auf Ungerechtigkeit reagieren. Jetzt weißt du auch was sehr Privates über mich und wir haben das Ungleichgewicht beseitigt.

Viele Grüße
Johannes«

War das ernst gemeint? Mit so viel Emotion von seiner Seite habe ich nicht gerechnet und doch fühle ich mich auf eine merkwürdige Art berührt. Vielleicht sind meine ewigen

Überlegungen darüber, was in Konversationen angebracht und richtig ist, ja doch etwas überzogen. Andere scheinen auch einfach zu tun, was ihnen in den Sinn kommt, und es ist für sie in Ordnung. Sicher, Fehler erfordern einen gewissen Mut. Aber was soll schon passieren?

»*Lieber Johannes,*

hab vielen Dank für deine Offenheit.

Viele Grüße
Elisabeth«

Ja. Sich zu bedanken ist an der Stelle angebracht. Wie sonst reagiert man auf derartige Gefühlsausbrüche? Ich habe wohl alles richtig gemacht. Die Grübelei darüber hat jedoch meinen üblichen Vormittagsablauf durcheinandergebracht. Ich sollte schon lange mit dem heutigen Arbeitspensum begonnen haben, sage ich mir, da blinkt das Postfach-Symbol erneut.

Mir fällt auf, dass ich wieder summe. Keine Lieder, eher zufällige Melodien, unbewusst gewählte Töne. Dieses selbststimulierende Verhalten, das Autisten besonders in Stresssituationen anwenden, beruhigt sehr und manchmal merkt man vor Anspannung gar nicht, dass man damit beginnt. Jeder Autist hat seine eigenen »Stimming«-Methoden, meist sogar ein kleines Repertoire. Manchmal schaukele ich auch einfach nur vor und zurück, um mich wieder ein wenig zu erden. Für Außenstehende muss das etwas verstörend aussehen, fürchte ich. Ob das Wippen auf die Wiegebewegung im Mutterleib zurückgeht? Es würde Sinn ergeben, doch ich habe diesbezüglich nie genauer recherchiert. Wichtig ist letztendlich ja nur die Wirkung dieses gleich bleibenden, beruhigenden Sinnesreizes, den man auf diese Weise erzeugt, nicht die Art der Ausführung. Wenn es richtig schlimm ist und Stress und Angespanntheit überhandnehmen, beiße ich mir die Lippen blutig, ohne es bewusst wahrzunehmen. Der daraus resultierende Schmerz hilft mir jedoch, nicht in die Überforderung abzugleiten, sondern in der aktuellen Situation zu bleiben. Zuhause kann ich Stimming anwenden, in der Öffentlichkeit ist das eher schwierig und man weicht auf unauffälligere Selbststimulationsvarianten aus. Dann verkrampfe ich zum Beispiel meine Fäuste so stark, bis die Gelenke knacken und die Muskeln schmerzen.

»*Liebe Elisabeth,*

das ist alles?

Viele Grüße
Johannes«

Seine zweite Nachricht irritiert mich. Was soll denn das? Johannes ärgert mich, seine Mails ärgern und beschäftigen mich. Diese Unterhaltung fühlt sich an, als wäre sie Zeitverschwendung. Aber irgendwie finde ich dieses Nachhaken von seiner Seite aus auch spannend. Es ist die Art der Kommunikation, die ich gut finde. Er nimmt nicht einfach eine Information auf, interpretiert sie für sich selbst und reagiert dann entsprechend darauf, wie es die meisten Neurotypischen machen und was so schnell Missverständnisse entstehen lässt.

Nein, er fragt nach, will verstehen und wendet damit eine Kommunikationsweise an, die für mich angenehm ist. Ich würde gern wissen, ob er das bewusst macht oder ob es einfach nur seinem Wesen entspricht.

»Lieber Johannes,

habe ich deine Erwartungen nicht erfüllt? Es ist aber auch schwierig, Erwartungen zu haben und diese nicht klar zu kommunizieren. Wie sähe denn so eine für Neurotypische akzeptable Reaktion aus?

Viele Grüße
Elisabeth«

Instinktiv greife ich zu meinem Staubwedel und gehe zu meinem Bücherregal. Ich mag Sauberkeit. Staubwischen hilft mir, mich zu sammeln. Es ist wieder diese gleich bleibende Bewegung, die beruhigend wirkt und es mir ermöglicht zu fokussieren. Auch bei dieser Tätigkeit folge ich einer bestimmten Routine, führe sie auf die gleiche Art und in der gleichen Reihenfolge aus.

Auf dem Sofa liegt noch das neue Buch. Kurz kehrt das flaue Gefühl zurück, als ich mich an die Situation gestern im Antiquariat erinnere. Ich bin mir noch immer nicht sicher, ob sein Geschenk nicht doch nur ein Scherz sein sollte, den ich missverstanden habe, oder ob er es wirklich so gemeint hat. Es ist nicht nur die neue Umgebung, die unerwartete soziale Interaktion, die das merkwürdige Gefühl in der Magengegend triggern. Selten war jemand einfach mal nett zu mir. Ohne

Hintergedanken oder Beigeschmack. Das war so ungewohnt, dass es mir auch einen Tag später noch schwerfällt, es einzuordnen. Neurotypische sind selten einfach nur nett, ohne damit etwas erreichen zu wollen.

»Liebe Elisabeth,

»neurotypisch« – im Gegensatz zu »neuroaußergewöhnlich«? Ist das so eine Art Genie-Apartheid? Das meine ich nicht böse – ich bin nur ein bisschen verwirrt.
Nun, Erwartungen. Ja, ich habe in der Tat erwartet, mit meiner Offenheit das Eis ein Stück weit brechen zu können. Und ein bisschen habe ich mir vielleicht auch gewünscht, bei dir das Interesse an meiner Person zu wecken.

Viele Grüße
Johannes«

»Neurotypisch« ist ein Begriff, den ich schon automatisch verwende, denn »normal« ist mir einfach zu schwammig. Was ist denn bitte schon »normal« und wer definiert Normalität? Aber auch das Wort »neurotypisch« trifft nicht immer den Punkt. Der Wunsch nach exakter Sprache ist bei Autisten oft gegeben, aber die Umsetzung ist entsprechend schwer. »Neurotypisch« ist keine Wertung, es ist eine Beschreibung und es ärgert mich, dass Johannes so patzig darauf reagiert. Es ist so unangenehm, wenn mir Dinge unterstellt werden. Ich weiß beim besten Willen nicht, wie ich darauf nun reagieren soll, aber noch bevor ich seinen Namen hinter »Lieber …« setzen kann, erreicht mich eine weitere Mail.

»*Liebe Elisabeth,*

bitte entschuldige. »Genie-Apartheid« war nicht angemessen. Ich habe den Begriff recherchiert und verstehe nun, was damit gemeint ist und vor allem weshalb.

Ich verstehe, dass deine Sprache und dein Umgang mit Menschen sich signifikant von meinem unterscheidet. Und ich glaube zu begreifen, weshalb du nicht auf meinen Seelen-Striptease reagiert hast. Tatsächlich hätte ich ganz anders als du auf eine solche Mail reagiert. Aber meine Erwartungshaltung ist nun mal mein Problem.

Ich sage es mal so: Ich freue mich sehr, wenn du mir antwortest. Wenn nicht, werde ich versuchen, es zu respektieren.

Viele Grüße
Johannes«

Faszinierend. Begreift er es wirklich? Das wäre ungewöhnlich. Eine der schlimmsten Erfahrungen, die man als Autistin macht, ist das massive Unverständnis, mit dem man jeden Tag konfrontiert wird und das bestenfalls in Missverständnissen, schlimmstenfalls in verletzten Gefühlen oder sogar Overloads gipfelt. Versucht Johannes wirklich, mich zu verstehen? Oder ist das ein Spielchen?

Langsam überfordert mich das und ich muss gegen meinen Fluchtreflex ankämpfen. Wann immer er mir schreibt, will ich am liebsten das Notebook zuklappen und in ein anderes Zimmer rennen.

»Ich sage es mal so: Ich freue mich sehr, wenn du mir antwortest. Wenn nicht, werde ich versuchen, es zu respektieren«, steht dort. Ich weiß nicht, ob das kalkuliert war, ob man das überhaupt kalkulieren kann, aber diese beiden Sätze beruhigen mich mehr, als ich mir eingestehen möchte. Er nimmt damit den Druck und die Erwartungshaltung, die er in vorherigen Nachrichten aufgebaut hat, einfach fort.

»Lieber Johannes,

diese Unterhaltung verunsichert mich sehr, das gebe ich zu. Sie ist eine Herausforderung und in dieser Form neu für mich. Auf der einen Seite möchte ich keine Fehler machen, auf der anderen können mir diese Fehler ja auch egal sein, denn wir sind Fremde. Im Gegensatz zu Nichtautisten (das ist vielleicht ein treffenderer Begriff als »neurotypisch«) mache ich mir sehr viele Gedanken darüber, wie meine Worte von anderen Menschen verstanden werden, wissend, dass es nicht wirklich abschätzbar ist und ich es ohnehin kaum beeinflussen kann. Zudem fällt es mir als Autistin sehr schwer, nicht klar kommunizierte Erwartungen zu erkennen und dann auch zu erfüllen. Das ist ein wenig wie hellsehen müssen, wenn man nur fähig ist, auf der Informationsebene zu kommunizieren. Danke für das kommunikative Entgegenkommen.

Elisabeth«

Kurz überlege ich, Anne von diesem E-Mail-Kontakt zu erzählen, doch sie würde mich nur zum Flirten ermutigen wollen. Wenn ich flirte, erinnert das mehr an einen wirklich schrecklichen Unfall, und man kann kaum ertragen, wie ungeschickt und tapsig ich mich dabei anstelle. Wenn ich das denn überhaupt bemerke. Zumal ich Johannes keinerlei derartige Absichten unterstelle. Er unternimmt nichts dergleichen, warum sollte ich es dann also?

»*Liebe Elisabeth,*

das verstehe ich sogar, vielleicht besser, als du denkst. Wir »Neurotypischen«, und ich spreche jetzt nur für mich, kennen Unsicherheiten auch. Missverständnisse gibt es »unter uns« ja genauso, wenn auch nicht in dem Umfang vielleicht. Wenn ich dich aber richtig verstehe, ist der Subtext, der in neurotypischen Gesprächen mitschwingt, einer der Elemente der Kommunikation, die dich am meisten verunsichern oder gar verstören? Dann lassen wir das einfach weg. Ich habe keine Erwartungshaltung – ich habe nur die Hoffnung, dass ich dich mit meinem kommunikativen Trampeltierverhalten nicht zu sehr verunsichert habe und du nicht komplett das Interesse an weiteren Gesprächen mir mir verloren hast. Vielleicht hast du irgendwann sogar Lust, dich in echt auf einen Kaffee zu treffen. Ohne Erwartungen, ohne Subtext.

Du musst nicht antworten. Nicht sofort, zumindest.

Viele Grüße
Johannes«

Erst nach mehrmaligem Lesen dieser Zeilen bemerke ich, was an dieser Situation anders ist. Ich bin ruhig. Völlig ruhig. Nichts daran macht mir Angst. Dabei ist diese Nachricht doch fast schon zu verständnisvoll und perfekt, um wahr zu sein.

Das muss doch ein Spielchen sein. Neurotypische lieben diese Art Spielchen. Sie genießen es, sich nicht klar auszudrücken und ihr Gegenüber in Unsicherheit und Ungewissheit zu stürzen. Ein merkwürdiges Hobby, das muss ich sagen. Ich habe es nie verstanden und nie beherrscht. Aber mit der Zeit lernte ich, es leichter zu erkennen und entsprechend Abstand von derart Spielenden zu nehmen. Nur in diesem Fall kann ich es so gar nicht einschätzen. Johannes erkennt mein Kommunikationsproblem klar und will es beseitigen. Nun ist es an mir, zu vertrauen und diese Geste anzunehmen. Wie schwer das fällt, wenn man gar nicht weiß, wie das mit dem Vertrauen eigentlich funktioniert.

*

Ich verlasse die Wohnung und gehe den neuen Weg heute ganz bewusst. Es stimmt. Ich mag Veränderungen nicht. Wenn ich sie aber selbst kontrolliere, können sie durchaus bereichernd sein.

Vor dem Antiquariat türmen sich die Bücher, als sei ich nie hier gewesen. Eigentlich wollte ich nur stöbern. Nach weiteren Bildbänden suchen und nicht wieder in die peinliche Angewohnheit des Ordnens verfallen. Aber dieses Mal steht niemand neben mir, ich bin gänzlich unbeobachtet und die Bücher sind schneller wieder in Reihe, als es mir bewusst wird. Nun kann ich auch nicht mehr reingehen, denke ich beschämt. Der Ladenbesitzer muss mich doch für völlig verrückt halten. Was stimmt eigentlich nicht mit mir?

Später an diesem Tag antworte ich Johannes, als sei es das Normalste der Welt.

»Lieber Johannes,
ein Kaffee wäre möglich.
Viele Grüße
Elisabeth«

*

Dass ich an diesem Tag keine Antwort mehr erhalten habe, kränkt mein Ego nun aber doch und lässt mich wieder an Taktik und Spielchen denken. Wann habe ich nur derart viel Misstrauen gegenüber Menschen entwickelt? Ein kurzer Gedanke an die letzten Jahre lässt mich diese Frage aber schnell wieder beiseiteschieben. Es ist ja doch zu naheliegend.

Die Liebe zu Ritualen kann so weit gehen, dass man jede beginnende Regelmäßigkeit in eines verwandeln möchte und offenbar habe ich genau das mit diesem Kontakt gemacht, ohne dass es mir bewusst geworden ist. Und nun, da es eine solche Konstante geworden ist, fällt es mir schmerzlich auf, wenn der gewohnte Rhythmus nicht mehr eingehalten wird.

Neurotypische Menschen mögen das Spontane, die Überraschung, das Unerwartete. Sie finden das romantisch und aufregend. Viele Autisten, ich nehme an, sogar die meisten, mögen und brauchen Rituale. Auch beim Dating. Insgeheim befürchte ich, dass es genau das ist, worauf mein Kontakt mit Johannes hinauslaufen wird. Er wird sich nicht mehr melden, was mich eine Zeit lang irritieren wird, oder – und das verunsichert mich sehr – er wird mit mir ausgehen wollen. Und dann wird es kompliziert. Hin wie her wird es unangenehm enden, mutmaße ich, wenn ich an Johannes denke. So wie ein Großteil meiner Sozialkontakte. Meine wenigen Dates bilden da keine Ausnahme. Wenn es nach mir ginge, würde ein freundlicher Concierge vor jedem Date, nein, schon vor jeder Kontaktaufnahme Handzettel mit den gängigsten Verhaltensregeln ausgeben. Das klingt vermutlich absurd, aber Autisten sind nun mal in etwa so spontan wie Hefeteig. Wenn man nicht organisiert an ein Date herangeht, wird nichts daraus. Allein der Zeitpunkt kann mir schlaflose Nächte bereiten. Vorschläge, wie eben mal vorbeizukommen oder sich nachher bei einem total hippen Event zu treffen, sind von vornherein zum Scheitern verurteilt. Ein Datum in absehbarer, doch naher Zukunft ergibt mehr Sinn. So habe ich genügend Vorbereitungszeit, um alles minutiös zu planen und in panische Denkschleifen zu verfallen, und doch nicht so viel Zeit, um vor Angst wieder abzusagen.

Spontane Änderungen von Uhrzeit und Ort der Verabredung sind keine gute Idee. Man darf davon ausgehen, dass ich einen detaillierten Plan für den Anfahrtsweg erstellt habe, inklusive Pufferzeiten und Notfallplänen für Busexplosionen und Godzilla-Angriffe. Der Ort des Treffens ist ähnlich durchdacht.

Es kann schon sein, dass dieses eine Café in der Fußgängerzone den besten Kaffee in der ganzen Stadt anbietet, es beinhaltet aber wahrscheinlich auch mehr Menschen, als ich in den letzten zehn Jahren freiwillig getroffen habe. Ein Konzert oder ein Club sind jetzt auch nicht unbedingt die besten Orte, um sich kennenzulernen. Zum einen würde ich aufgrund des Lärms kein Wort von dem verstehen, was mein Date von sich gibt, zum anderen möchte ich vermeiden, geradewegs in einen Overload zu stürzen. Der Gedanke, dass mich jemand in einem derart verletzlichen Zustand sieht, ist mir noch immer wahnsinnig unangenehm.

Könnte ich mir etwas wünschen, dann wäre es etwas, das jeder andere als langweilig bezeichnen würde. Ein gemeinsamer Museumsbesuch zum Beispiel. Oder ein langer Spaziergang. Man müsste mich nur einmal fragen, doch gefragt wird man selten.

Wenn ein anderer dann doch einmal etwas wissen will, dann klingt es schnell vorwurfsvoll. Die Frage nach dem fehlenden Blickkontakt zum Beispiel, selten wird sie aus Interesse gestellt, oft ist es anklagend formuliert. Ich werde nie verstehen, warum Nichtautisten so stark darauf beharren.

Diese zufälligen Berührungen in Gesprächen bilden ein ähnliches Problem. Für mich sind sie nur zusätzliche, oft unerträgliche Reize, die mein ohnehin gestresstes Gehirn verarbeiten muss. Für den anderen stellen sie aber eine Möglichkeit der Sympathiebekundung dar.

Autisten funktionieren so viel logischer. Wenn mir in einem Gespräch eine Information zum aktuellen Thema fehlt, dann äußere ich das so, statt wie oft üblich, zu raten oder die Wissenslücke mehr oder weniger geschickt zu überspielen. Ich habe den Eindruck, Menschen befürchten, dadurch dumm zu wirken. Vielleicht ist das ja einer der Gründe, warum der Intellekt von Autisten zu oft unterschätzt wird. Diese Mischung aus Naivität, tiefer Ehrlichkeit und direkter, sich auf die Informationsebene beschränkender Kommunikation wirkt vermutlich einfach nur, als wäre man ein wenig dumm. Auch wenn das Gegenteil der Fall ist. Ich kann mir vorstellen, dass jeder Mensch diese Art Kommunikation beherrschen könnte. Ein wenig Gewöhnung bräuchte es sicher. Aber nach etwas Übung wäre diese autistische Kommunikationsweise doch sehr viel zuträglicher für Menschen. Wie viele Missverständnisse man vermeiden könnte, wie vielen Problemen entgehen.

Dass diese Gedanken albern und naiv sind, weiß ich, ebenso wie ich um Sinn und Zweck nonverbaler Kommunikation weiß, um die Bedeutung von Lügen und Täuschungen. Doch man wird ja noch mal träumen dürfen.

Immerhin träume ich ja manchmal schon davon, einen geliebten Menschen zu meinem Spezialinteresse zu machen, mit ihm gemeinsam wichtige Rituale zu kreieren und ungeachtet aller Grenzen zu kommunizieren. Aber auch dabei holt mich mein rationales Denken schnell wieder ein und mir wird klar, dass ich auf so jemanden nicht zu hoffen brauche. Auch wenn Johannes mit seiner zugegeben gar nicht so nervigen Fragerei diese Wünsche wieder ein wenig befeuert hat.

*

Auch in den kommenden Tagen bleibt es ruhig um Johannes und ich versuche, meinen Alltag so normal wie möglich weiterzuführen. Ich sehe noch ein, zwei Mal beim Antiquariat vorbei, traue mich aber noch immer nicht, es zu betreten. Meine Schüchternheit und Selbstzweifel sind nach wie vor mich im Leben einschränkende Persönlichkeitszüge.

Ich habe bereits nicht mehr damit gerechnet und mich ausgiebig bemüht, nicht mehr daran zu denken, als ich Johannes' Antwort im Postfach finde.

»*Liebe Elisabeth,*
wie wäre es mit dem kommenden Wochenende?
Viele Grüße
Johannes«

Beinahe schon euphorisch und mit dem festen Vorsatz, nun endlich mutig zu sein, mache ich mich auf den Weg zum Antiquariat. Als ich es betrete, fühle ich mich wie ein Pirat, der eine unbekannte Insel betritt. Ein wenig verwegen und voller Neugier. Trotz der eng stehenden Regale erspäht mich der freundliche Mann schnell und begrüßt mich so nett, als würden wir uns schon kennen.

»Schüchternheit ist nicht schlimm«, meint er zu mir. »Ich habe sie auch. Es ist schön, dass Sie trotzdem hereingekommen sind. Ich habe da ein paar Bücher, die Sie vielleicht interessieren könnten.«

*

Als ich am Abend, den Stapel neuer Bücher kurz aus den Augen lassend, noch einmal über die soeben getippten Wörter lese, staune ich ein wenig über mich selbst. Sie mögen zwar knapp sein und daher gefühllos klingen, aber ich war noch nie ein Freund unnützer Phrasen.

»*Lieber Johannes,*
nächstes Wochenende klingt gut.
Viele Grüße
Elisabeth«

Mit klopfendem Herzen klicke ich auf »Senden«.

KAPITEL 15

FRÜHLING

HEUTE – ALTER: 30

Anne lehnte sich zurück und rollte mit den Augen. »Und dann hat sie die ganze Küchenrolle zerfetzt. Ich finde noch immer Reste davon in jeder Ecke.«

»Na ja, ich will ja nicht sagen, ich hätte es dir gesagt. Aber ich habe es dir ja gesagt.«

Ich vergrub meine Hand in Oskars struppigem Fell. Er kletterte auf meinen Schoß und tippte mich mit der Pfote an.

»Ich denke, wir sollten eine Runde drehen. Kommst du mit?«

»Damit Lina wieder in irgendeine Ecke macht und ich den Rest des Tages damit verbringen darf, die Stelle mit der Nase zu suchen? Nein, ich glaube, ich bleibe lieber hier.«

Ich stand auf, befestigte die Leine an Oskars Brustgeschirr und winkte Anne zum Abschied zu.

Dafür, dass Oskar und ich einander nicht gesucht hatten, kamen wir ziemlich gut zurecht. Anne hatte Oskar auf einer Tierschutzseite gefunden, sich dann aber schlussendlich doch für eine Katze entschieden. Das seien ja auch die pflegeleichteren Tiere, sagte sie, die könne man eher auch mal alleine lassen. Die Rechnung ging nicht ganz auf. Dass Oskar aufgrund ihrer Entscheidung weiter in dem trostlosen und heillos überfüllten Tierheim bleiben sollte, schmerzte mich einfach zu sehr, und ein paar Formalitäten später war ich wider Erwarten Hundebesitzerin.

Und es gestaltete sich so viel einfacher als gedacht. Im Büro hatte er eine kleine Box unter meinem Schreibtisch, in der er sich gerne aufhielt, und auch zu Hause lebte er sich schnell ein. Wir fanden unsere festen Runden zum Gassigehen. Wann immer man mich ansprach – und mit einem Hund wird man erschreckend oft angesprochen –, schob er seinen schlaksigen, unproportionierten Hundekörper zwischen mich und die andere Person und knurrte so lange warnend, bis sich die Person verunsichert zurückzog. Was andere Hundebesitzer ihren Hunden abtrainiert hätten, kam mir sehr entgegen. Oskar war kein schöner Hund im eigentlichen Sinne. Er sah aus wie das Kind eines sehr kleinen und eines sehr großen Hundes. Sein kleiner Kopf thronte auf einem zu großen Körper. Zusammen mit seinen riesigen Pfoten gab ihm das ein sphinxartiges Aussehen. Manchmal amüsierte ich mich darüber, dass sich ausgerechnet ein Hund und ein Mensch, die sich beide so offensichtlich außerhalb der Norm ihrer Spezies befanden, gefunden hatten. Als lebten wir in einem Film, einem von diesen mit viel Gefühl und Happy End.

*

Es war nicht leicht gewesen, von der freiberuflichen Arbeit zu Hause in ein Büro zu wechseln. Ich musste erst herausfinden, was ich genau brauche, um barrierefrei arbeiten zu können. Die Vorstellung von Barrierefreiheit beginnt für Menschen ohne Behinderung bei Rollstuhlrampen und endet auch genau dort. Dummerweise ist das in der Realität etwas komplexer. Ich würde viel dafür geben, wenn es mit »Rampe fürs Gehirn« getan wäre. Selbst als betroffener Mensch weiß man nicht automatisch, was man benötigt, um Barrieren abzubauen und so etwas wie Chancengleichheit zu schaffen, sondern geht durch einen mühsamen Lernprozess voller Rückschläge. Menschen fühlen sich schnell angegriffen und glauben schnell, sie würden selbst benachteiligt, wenn man sie auffordert, ihre Privilegien zu hinterfragen. Dabei geht es bei all dem doch nur darum, ähnliche Voraussetzungen für alle zu ermöglichen, denn eine Gleichheit, eine völlige Barrierefreiheit, ist ohnehin nur ein utopischer Gedanke.

*

Ich schob die Papiere meiner Kollegin zurück auf ihren vollgepackten Schreibtisch. Wir arbeiten schon über ein Jahr zusammen, und noch immer staune ich, wie viel Chaos eine einzelne Person anrichten kann. Jana lief einmal einen ganzen Tag lang mit einem Post It an der Bluse herum, ohne es zu bemerken. Sie notiert sich Stichwörter auf ihrer Hand, um wichtige Dinge nicht zu vergessen, und vergisst sie dann doch wieder. Auf ihrem Schreibtisch liegen Spesenabrechnungen vom letzten Quartal, die es noch immer nicht in die Buchhaltung geschafft haben. Kaum hatte ich meinen Computer angeschaltet, stürmte sie hinein, warf ihre Tasche auf das Sofa in der Ecke und holte tief Luft.

»Du wirst es nicht glauben!«

Ich wartete. Selbst ihre dramatischen Pausen liefen ein bisschen aus dem Ruder.

»Was, Jana? Was werde ich nicht glauben?«

»Er ist ziemlich heiß, und er trägt keinen Ring.«

Ich schaute zu Oskar, der sich seufzend in seiner Box herumdrehte.

»Der Postbote? Der Handwerker? Der Brandschutzbeauftragte?«

»Na der Neue!«, rief sie und strahlte mich an.

Nicht schon wieder ein neuer Kollege. So gerne ich hier arbeitete, die ständigen personellen Veränderungen gingen mir ziemlich auf die Nerven. Kaum hatte man sich an ein Gesicht gewöhnt, verschwand es wieder und wurde durch ein anderes ersetzt.

Ich setzte mir die Kopfhörer auf und versuchte, meine Tasks für den heutigen Tag zu überblicken, doch Jana gab keinen Frieden. Sie wedelte vor meinem Gesicht herum, bis ich die Kopfhörer wieder abnahm.

»Komm schon, du kannst nicht immer so unhöflich sein. Ich stell ihn dir vor.«

*

Mehrere Kolleginnen und Kollegen drängten sich in der kleinen Küche um den Neuen, der sich in der Aufmerksamkeit sonnte. Ich schenkte mir einen Kaffee ein und versuchte, mich durch die Menge hindurch zu manövrieren, ohne etwas zu verschütten. Ich hörte Jana nach dem Grund seiner Kündigung fragen. »Ach, mein Chef war total behindert.«

In der Stille war das Zerbrechen der Tasse surreal laut. Entsetzte Augenpaare richteten sich auf Dennis, der nicht wusste, was gerade geschah. Ich bückte mich und sammelte Scherben in der hohlen Hand auf. Alles war voller Kaffee. Der Boden, die Schränke, die Schuhe, Beine und Hosen. Niemand schien es zu bemerken.

»Äh, das ist jetzt ein wenig unangenehm«, stammelte Dennis.

»Du, Dennis«, begann ein anderer stammelnd. »Wir, also, wir sind hier nicht so.«

»Wie, ›so‹, was meinst du damit?«

»Behindertenfeindlich«, sagte ich mit fester Stimme. »Wir sind hier nicht behindertenfeindlich.«

»Was war denn daran falsch, ich hab doch gar nichts getan!« Dennis war sichtlich empört. »Warum regt ihr euch denn alle so auf?«

»Willst du oder soll ich?«, fragte Jana und schaute mich an. Ich fühlte mich müde. »Erklär' du es ihm«, sagte ich und winkte ab. »Ich wische derweil den Boden. Der diskriminiert mich wenigstens nicht.«

Selbst in höher gebildeten Kreisen ist es noch gang und gäbe, sich derart unreflektiert zu verhalten. Bekäme ich jedes Mal einen Euro, wenn sich jemand diskriminierend äußert, ich hätte ... so genau weiß ich es nicht, aber zumindest wäre es eine ganze Menge Geld. Menschen um mich zu haben, die dabei auf meiner Seite stehen und so ein Verhalten nicht dulden, ist allerdings neu. Natürlich hat es einiges an Arbeit und Gesprächen gebraucht, bis sie verstanden haben, dass das eigene Sein nicht zum Witz taugt und es Minderheiten generell nicht so lustig finden, für den Mangel an Fantasie bei der Wortfindung herzuhalten. Aber das Ergebnis schuf ein besseres und solidarischeres Klima für alle. Ich warf die letzten Scherben in den Mülleimer, verließ den Raum und rief Oskar zu mir. Eine Runde im Park würde uns beiden guttun.

Manchmal wunderte ich mich noch, wie viel scheinbare Normalität mein Leben inzwischen aufwies. Noch vor ein paar Jahren konnte ich nicht glauben, einmal so etwas wie ein zufriedenes Leben zu haben. Natürlich gab es das nicht, das ewige Glück, nach dem jeder sucht, dieser permanente Zustand ständiger Freude, der Menschen erstrebenswert schien. Noch immer strauchelte ich und scheiterte an Dingen, die für andere leicht oder selbstverständlich waren, aber ich habe verstanden, dass es nicht immer gleich eine Katastrophe war, wenn etwas nicht funktionierte, wie ich es erwartet oder geplant hatte. Man könnte auch sagen, ich habe entdeckt, dass es noch etwas zwischen Schwarz und Weiß gab.

KAPITEL 16

SOMMER

HEUTE – ALTER: 30

Ich hatte jedes Mal ein bisschen Angst, dass er nicht mehr zurückkommt. Trotzdem ließ ich ihn ab und zu frei laufen. Vor allem hier am Ufer, wo wir nur selten auf andere Spaziergänger trafen, genoss er es, bis zur Erschöpfung hin- und herzurennen. Auch bei den Menschen in meinem Leben schwingt stets eine unterschwellige Verlustangst mit. Ich befürchte durchgängig, dass sie von einer Sekunde zur nächsten aus meinem Leben verschwinden könnten, weil ich ihnen nicht mehr genüge, weil ihnen fad ist. Der Grund ist ohnehin nebensächlich, Sinn ergab die Angst sowieso nicht. Warum sollte also der Hund bei mir bleiben wollen? Weil ich ihn füttere? Das würden auch andere tun. Mein Herzschlag beschleunigte sich, als ich seinen Namen rief und nicht sofort jemand auf mich zulief. Ich suchte das Ufer ab, schaute mich hektisch um und seufzte schließlich, als ich etwas auf mich zupaddeln sah. Vor lauter Erleichterung vergaß ich sogar, ihn zu schimpfen, als er sich neben mir die Nässe aus dem Fell schüttelte.

Wir liefen nach Hause. Ein nasser Hund in der warmen U-Bahn ist für alle Beteiligten unangenehm, und ich hatte wenig Lust auf die bösen Blicke der Mitfahrenden. Oskar schätzte mein von Routinen strukturiertes Leben. Ich vermutete, es gab ihm Sicherheit. Wir liefen immer zur selben Zeit dieselben Wege. Er wusste, was wann geschah, wann es Futter gab, wann wir ins Bett gingen. Was Menschen als langweilig empfanden, tat ihm sichtbar gut. Es nahm mir aber auch Freiheiten. Einfach aus den Routinen auszubrechen, wie ich es von Zeit zu Zeit brauchte, brachte Unruhe in unser Leben. Meine Regenerationsphasen nach anstrengenden Ereignissen nahmen auch ihn mit und hatten zur Folge, dass er ängstlicher reagierte, Menschen und Hunde anbellte, wenig fraß. Er war mein vierbeiniger Befindlichkeitsspiegel, meine Antenne und spürte oft vor mir, wenn es mir nicht gut ging oder Situationen zu stressig waren.

*

Im Tierheim, in dem wir vor etwa einem Jahr nach einem vierbeinigen Mitbewohner für meine Freundin suchten, war davon noch nichts zu spüren. Er saß in einer dunklen Ecke, und Anne versuchte, ihn mit einem Leckerli und lieben Worten anzulocken.

»Keine Chance«, sagte die Mitarbeiterin zu uns. »Er hat es nicht so mit Menschen. Ist leider schon zu oft von ihnen enttäuscht worden.«

»Das könntest du als Hund sein«, sagte Anne und lachte etwas zu laut und zu lange über ihren Witz, den ich gar nicht so lustig fand. Das könnte ich als Hund sein, da hatte sie recht.

Ich fühlte von einem Moment auf den anderen eine Verbindung zu diesem Tier.

Bei unserem zweiten Besuch, Anne war da schon längst in dem Raum mit den Katzen verschwunden, schaute ich noch einmal bei diesem zurückhaltenden Hund vorbei. Er trottete an die vergitterte Tür, schnupperte an meiner Hand und setzte sich. Ganz ruhig saßen wir beide am Boden und taten, als wäre der jeweils andere nicht da. Als wäre es ganz normal, da herumzusitzen. Beim dritten Mal, Anne reiste bereits mit einer kleinen Transportbox für ihre Katze an, wedelte Oskar bei meinem Anblick auf einmal ganz erfreut mit dem Schwanz. Etwas zurückhaltend, aber dennoch erfreut. »Er gehört einfach zu Ihnen, das merkt man ganz deutlich«, meinte die Tierpflegerin. Ich sah sie an und überlegte.

*

In der ersten Zeit verging kein Tag, an dem ich ihn nicht wieder zurückbringen wollte. Er war wie ein Pullover, der zwar gut aussah, sich häufig gut anfühlte, aber eben auch oft unangenehm kratzte. Plötzlich war da ein Lebewesen mit Bedürfnissen, die ich nicht so einfach ignorieren konnte. Die ich nicht wegdrücken konnte, wie einen Anruf. Keine Textnachricht, die ich lesen musste. Diese Benachrichtigungen waren nicht zu ignorieren. Das Lebewesen brauchte Platz, Zuwendung und Zeit. Es war immer da, an jeder Stunde des Tages. Sein Bett, sein Spielzeug und der Futternapf veränderten das vertraute Bild meiner Wohnung, machten, dass ich darüberstolperte und das Gefühl hatte, es sei unordentlich. Ich konnte den Hund nicht wegschicken, wenn ich zu erschöpft war, konnte nicht einfach ins Bett gehen, wenn er dringend nach draußen musste. Mein ganzer Tag bekam eine neue Struktur, und Kleinigkeiten, wie ein längerer Arbeitsweg, um einen Umweg auf die Hundewiese zu machen, brachten mich zur Verzweiflung. Natürlich, ab und zu passte auch Johannes auf ihn auf, doch er war einfach kein Hundemensch, besser gesagt kein Mensch, der sich freiwillig Haustiere halten würde.

Der Fairness halber muss man aber erwähnen, auch mein neuer Mitbewohner Oskar hatte es nicht leicht. Nur sehr langsam fasste er Vertrauen zu mir. Ich wusste nicht, was ihm in seinem bisherigen Leben widerfahren war, was er erleben und erdulden musste. Selbst im Tierheim kannte man seine Vorgeschichte nicht, jemand fand ihn eines Tages halb verwahrlost in einer verlassenen Scheune und gab ihn dann in die professionelle Obhut des Tierheims.

Als er das erste Mal seinen Kopf auf meine Beine legte, um sich streicheln zu lassen, traute ich mich deshalb auch eine kleine Ewigkeit lang nicht, mich zu bewegen. Ich wollte ihn auf keinen Fall verschrecken und diesen Fortschritt zunichte machen. Es brauchte auch noch ein halbes Jahr, bis er an mich geschmiegt einschlief, aber ab da ging es bergauf. In kleinen, aber wahrnehmbaren Schritten schufen wir uns einen gemeinsamen Alltag, in dem wir nun heute, fast ein Jahr später, gut zurechtkamen.

Und wenn ich ehrlich war: So sehr er mein Leben durcheinandergebracht hatte, so gut tat er mir auch. Wir waren eine verschworene Gemeinschaft, die Routinen und Rituale brauchten, um sich gut zu fühlen. Klar, an seinen Routinen führte kein Weg vorbei, aber genauso gewöhnte er sich an meine. Seine Nasenuhr spürte es, wenn ich etwas Gewohntes verspätet anging, und er erinnerte mich daran.

Und es war schön, ein Lebewesen im Haus zu haben. Eins, das mir Gesellschaft leistete, ein treuer Begleiter war. Die Wohnung war nie leer. Und er garantierte, dass ich selbst, wenn es mir schlecht ging, aus dem Haus musste und frische Luft schnappte.

KAPITEL 17

HERBST

HEUTE – ALTER: 31

Würde man mich neben mein Ich von vor, ich weiß nicht, sagen wir fünf Jahren stellen, man fände kaum noch Ähnlichkeiten. Ohne es konkret zu forcieren, bin ich gelassener geworden, sicherer. Ich habe gelernt, über Dingen zu stehen, die mein früheres Ich noch in den Wahnsinn getrieben hätten. Mein Mut, oder eher meine Einstellung zu Risiken, hat sich ebenfalls verändert. Ich stelle mich mittlerweile Situationen, vor denen ich früher weggelaufen wäre, und werde dafür sogar belohnt. Gemeinsam mit Freunden auf Konzerte gehen, umgeben von lauten und oft grölenden Fremden ist zwar immer noch eine Herausforderung, aber ich weiß, ich habe Leute an meiner Seite, die mich verstehen. Wenn es mir zu viel wird, zu eng, zu nah, zu unangenehm, reicht meist nur ein Blick, und ich fühle mich unterstützt.

Wenn ich in diesen Situationen nicht weiß, was ich machen soll – meine Freunde wissen es und helfen mir, Probleme zu lösen, helfen mir, mich weniger alleine und überfordert zu fühlen. Es war so, als ob ich auf einmal eine neue Sprache sprechen würde, oder andere Menschen die meine. Am Ende solcher Abende nahm ich mir oft einen Augenblick lang Zeit, bevor ich zu Oskar in die Wohnung zurückkehrte, und dachte nach. All die Menschen in meinem Leben, die versucht hatten, mich klein zu machen, mich klein zu reden und klein zu schreiben, mich auf meinen Autismus zu reduzieren, haben sich geirrt. Ich war mehr als ein Mensch mit einer Behinderung, ich hatte ein Recht, geliebt und gemocht zu werden, ohne Übermenschliches leisten zu müssen. Nur hatte ich einfach länger gebraucht, um das auch zu realisieren.

*

Aber die wichtigste Lektion, die ich gelernt habe, war: Es ist in Ordnung, Nein zu sagen. Ich war stets so sehr darauf bedacht gewesen, zu gefallen, nicht anzuecken, als Neurodiverse unter Neurotypischen nicht aufzufallen, dass ich viel zu häufig gegen meinen eigenen Willen agierte und in Situationen geriet, die nicht meinen Wünschen und meinem Wohlsein entsprachen. Dabei ging es nicht zwingend um dramatische Ereignisse: Selbst eine simple Zufallskonfrontation auf dem Gehweg, bei der mir ein Mensch entgegenkam und absehbar war, dass einer von uns zur Seite würde treten müssen, führte dazu, dass ich mich klein machte, lächelte – und zur Seite ging. Ich lernte, dass Höflichkeit nicht bedeutet, zurückstecken zu müssen, egal in welcher Lebenssituation.

Ich ging nicht mehr auf jeden Flirt ein, wenn ich ihn doch einmal bemerkte. Ich lächelte nicht zurück, wenn ich es nicht wollte. Egal, wen es betraf: Nein sagen zu können, meiner eigenen Meinung zu folgen und auf mein Wohlbefinden achten zu können, war eine meiner wichtigsten neuen Errungenschaften.

NACHWORT

Ich habe lange mit mir gekämpft und mich immer wieder gefragt, ob ich wirklich alle Aspekte des Autismus, alle Einschränkungen, alle Besonderheiten und Merkmale dargestellt habe. Ob ich nicht irgendetwas Wichtiges vergessen habe. Eine Facette in der Kommunikation. Oder eine Schwierigkeit im zwischenmenschlichen Kontakt. Irgendetwas, das für Sie als Leser essenziell ist. Bei einem derart komplexen Störungsbild wie dem des Autismus geschieht es schließlich schnell, dass man unabsichtlich etwas Wesentliches unterschlägt.

Und jede dieser Gedankenschleifen endete in der Erkenntnis, dass es mir niemals möglich sein würde, ein allgemeingültiges Bild des Autismus zu vermitteln. Es gibt nicht den Autismus, so wie es nicht den Autisten gibt. Und so unterschiedlich jeder einzelne Autist in seinem Wesen und auch in der Ausprägung seines Autismus ist, so individuell ist auch das Bild seiner Fähigkeiten und Einschränkungen.

Alles, was in meiner Möglichkeit liegt, ist darzustellen, wie ich Autismus empfinde und was es für mich bedeutet, mit dieser neurologischen Variation zu leben.

Vielleicht liegt es in meiner Verantwortung, Ihnen ein möglichst positives Bild dieser Behinderung zu vermitteln. Doch ich muss Sie enttäuschen, denn dazu sehe ich mich nicht in der Lage. Ein autistisches Leben ist wie jedes andere Leben auch geprägt von Höhen und Tiefen. Nur dass die Voraussetzungen, diese Tiefen auch zu meistern, für Autisten deutlich schlechter sind.

Ein autistisches Leben ist nicht besser oder schlechter, nicht mehr oder weniger lebenswert als jedes andere auch, unabhängig davon, ob man Hilfe für dessen Bewältigung benötigt oder es allein schafft. Autisten wollen weder auf ihre Behinderung reduziert werden, noch ist es sinnvoll, diese komplett zu ignorieren. Es ist nötig, sich mit Autismus und mit Autisten auseinanderzusetzen und auf dieser Basis einen normalen Umgang anzustreben.

Elisabeth ist Autistin, doch der Autismus ist nicht alles, was Elisabeth ist. Sie ist eine junge Frau, die das Leben auf eine Art gezeichnet hat, auf die niemand gezeichnet werden sollte.

Falls Sie sich fragen, wie viel von mir in Elisabeth steckt, muss ich gestehen, dass das so einfach nicht zu erklären ist. Ich habe Situationen verfremdet, Situationen erdacht, Orte und Namen geändert und mir erlaubt, der erzählerischen Dichte wegen auch mehrere Personen aus meinem Leben zu einer einzelnen Figur zu verschmelzen. Ich verschweige und erfinde und bin in all dem doch so ehrlich, wie es Menschen selten sind. Nehmen Sie diese Geschichte also als das, was sie ist: ein Einblick in eine Welt, die Ihnen mutmaßlich fremd erscheint. Und eine neue Perspektive, die Ihnen hoffentlich hilft, Autisten besser zu verstehen.

Marlies Hübner

DAS GIFT DER NARZISSE

Tochter einer narzisstischen Mutter:
Wenn eine Mutter ihr Kind seelisch vergiftet

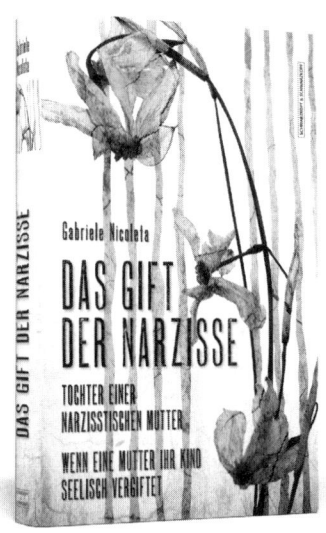

DAS GIFT DER NARZISSE
Tochter einer narzisstischen Mutter:
Wenn eine Mutter ihr Kind seelisch vergiftet
Von Gabriele Nicoleta
384 Seiten, Klappenbroschur
ISBN 978-3-86265-535-9 | Preis 16,99 €

DAS GIFT DER NARZISSE erzählt die Geschichte von Gabriele und ihrer narzisstischen Mutter.

»Im Kindergarten schaute Gabriele oft traurig zu den anderen. Wie sie da saßen, auf den Schößen ihrer Mütter, wie sie kuschelten, lachten. ›Ich hätte das auch so gern gehabt‹, sagt die heute 52-Jährige. Aber ihre Mutter hatte nie auch nur ein nettes Wort für sie, keine Liebkosungen, nichts. Für ihre Mutter schien Gabi gar nicht zu existieren. (…) Das Kind in ihr sucht bis heute den Grund: ›Sie sagte ja immer, ich sei böse. Also sah ich die Schuld bei mir.‹ Erst im Internet findet sie andere Betroffene und kapiert: ›Ich hätte mir ihre Liebe niemals erkämpfen können, denn Mama war psychisch krank.‹ Gabi hat inzwischen selbst drei Kinder. ›Sie glücklich zu sehen ist für mich das Größte‹, sagt sie. Heute weiß sie, wie sich Mutterliebe anfühlt.« *Closer*

WWW.SCHWARZKOPF-SCHWARZKOPF.DE

DRINNEN IST BESSER

Wenn die Angst den Weg nach draußen versperrt:
Selbsterkenntnis ist der erste Schritt zur Heilung

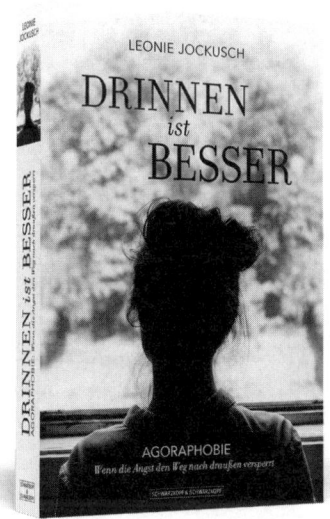

DRINNEN IST BESSER
Agoraphobie: Wenn die Angst den Weg
nach draußen versperrt
Von Leonie Jockusch
248 Seiten, Taschenbuch
ISBN 978-3-86265-492-5 | Preis 9,99 €

Circa jeder fünfte Deutsche leidet mindestens einmal im Leben unter einer Angststörung. Agoraphobie ist eine davon. So mancher ringt mit dem Bedürfnis, lieber daheim zu bleiben, statt sich der Welt auszusetzen – ohne Schutz und Fluchtmöglichkeiten; andere halten dieses Leiden, das oft schleichend beginnt und zur völligen häuslichen Isolation führen kann, für ein Gerücht oder eine Modeerscheinung.

Kaum einer mag offen darüber reden. Leonie Jockusch, die in ihrer jungen Erwachsenenzeit selbst mit Agoraphobie zu kämpfen hatte, findet, dass es an der Zeit ist, dieses wichtige Thema in all seiner Vielfältigkeit zu beleuchten. Dieses Buch lebt von ihren Erinnerungen aber auch von den Geschichten anderer Betroffener, die ebenfalls den Weg nach draußen gefunden haben oder noch verzweifelt auf der Suche nach ihm sind.

WWW.SCHWARZKOPF-SCHWARZKOPF.DE

TRIPLO X

Ein mitreißender Insider-Roman über Reagenzgläser und Seelenlagen

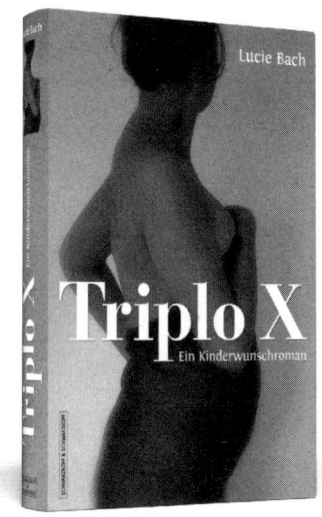

TRIPLO X
Ein Kinderwunschroman
Von Lucie Bach
256 Seiten, Klappenbroschur
ISBN 978-3-86265-542-7 | Preis 14,99 €

Marta ist Überlebende einer Mutterkatastrophe, deshalb möchte sie es mit einem eigenen Kind unbedingt besser machen. Als sie erfährt, dass sie das Triplo-X-Syndrome hat und nicht einmal durch künstliche Befruchtung schwanger werden kann, will sie eine in Deutschland verbotene Eizellspende durchführen lassen.

Wäre da nicht der Zweifel, ob sie einem Kind, das genetisch nicht einmal das eigene ist, geben kann, was sie selbst nicht bekam. So ist Martas Kampf um ein Kind auch eine psychologisch feinsinnige Reise zu sich selbst.

Melancholisch und humorvoll zugleich führt uns Lucie Bach in ihrem Kinderwunschroman TRIPLO X durch den Dschungel der Reproduktionsmedizin. Die Autorin weiß, worüber sie schreibt: Ein Kind durch künstliche Befruchtung hat sie bereits, ein zweites ist unterwegs.

WWW.SCHWARZKOPF-SCHWARZKOPF.DE

DIE BÜRONOMADIN

Die Geschichte einer Rastlosen, die die Hoffnung,
bald das große Glück zu finden, nicht aufgibt

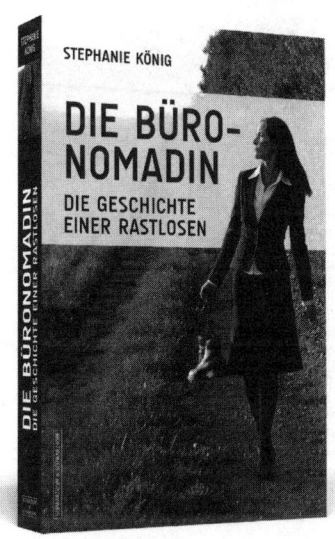

DIE BÜRONOMADIN
Die Geschichte einer Rastlosen
Von Stephanie König
272 Seiten, Taschenbuch
ISBN 978-3-86265-539-7 | Preis 9,99 €

Ohne Jammern und Wehklagen, dafür aber mit viel Humor erzählt Stephanie König vom holprigen Überleben in der modernen Arbeitswelt und weshalb sie schon so oft aus freiem Willen den Job gewechselt hat.

Ihr Erfahrungsschatz ist beeindruckend und ihr realer Lebenslauf vermutlich mindestens 20 Seiten lang: Wer kann schon von sich behaupten, unter anderem bereits als Schauspielerin, Stewardess, Reinigungskraft, Fremdsprachenkorrespondentin, Fleischverkäuferin, Missionarin, Schneiderin, Grabpflegerin, Küchenhilfe und Karatelehrerin gearbeitet zu haben?

Ohne Frage, die Zeit der lebenslangen Anstellungen ist vorbei, aber die Büronomadin treibt diesen Trend auf die Spitze – immer auf der Suche nach dem großen Glück. Nie gibt sie die Hoffnung auf, demnächst doch noch den richtigen Arbeitsplatz und den halbwegs richtigen Mann zu finden.

WWW.SCHWARZKOPF-SCHWARZKOPF.DE

DIE LETZTE AMERIKANERIN

Zwölf Storys über Gewalt, Zärtlichkeit und den unbändigen Wunsch nach Liebe

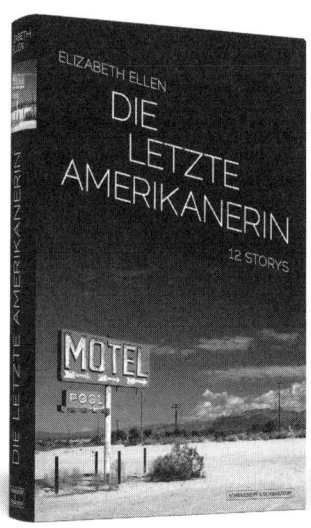

DIE LETZTE AMERIKANERIN
Zwölf Storys
Von Elizabeth Ellen
240 Seiten, Klappenbroschur
ISBN 978-3-86265-339-3 | Preis 14,95 €

»Die Geschichten von Elizabeth Ellen sind Beschwörungen. Sie umkreisen wieder und wieder das eine Thema, die Zumutung, die Kränkung, die die eigene Kindheit ist. Sie suchen, nicht verzweifelt, eher störrisch, einen Ausweg, mit jedem Satz.« DER SPIEGEL

»Elizabeth Ellens Geschichten sind erfahrungssatt und dabei von einer ausgestellten Unerschrockenheit und Gefühlsarmut, hinter der die Verzweiflung ihrer meist minderjährigen Protagonistinnen nur umso deutlicher hervorscheint. Das hat Dringlichkeit, erzählerischen Schwung und eine Sprache, die zur Sache geht.« ROLLING STONE

»Die Storys sind aggressiv und ehrlich. Ich habe alles von ihr gelesen und kann gar nicht genug kriegen. Diese Auswahl zeigt, was in ihr steckt.« Mary Miller, Autorin

WWW.SCHWARZKOPF-SCHWARZKOPF.DE

GENIAL WIE WIR

13 Storys: Amerikanischer Realismus – gnadenlos und pur

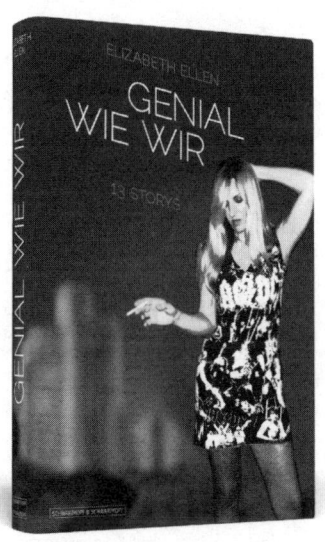

GENIAL WIE WIR
13 Storys
Von Elizabeth Ellen
240 Seiten, Klappenbroschur
ISBN 978-3-86265-543-4 | Preis 14,99 €

Elizabeth Ellen geht weiter ans Eingemachte. War es in ihrem ersten Erzählband DIE LETZTE AMERIKANERIN noch die ergreifende Aufarbeitung ihrer eigenen Kindheit zwischen Kneipentresen und Internatsabschiebung, mit der sie die Leser zu fesseln wusste, wendet sie sich nun den Jahren danach zu. Als junge Frau heiratet sie einen noch jüngeren Möchtegern-Musiker, brennt mit ihm in einen fremden Bundesstaat durch. Scheinbar trotzen die beiden allen gesellschaftlichen Konventionen – bis sie ein Kind bekommen, das alles über den Haufen wirft.

Ellen beschönigt weder die Blauäugigkeit der Frau noch die Verantwortungslosigkeit des Mannes. In kürzester Zeit wird aus dem Traum von der großen Freiheit ein Albtraum aus Kontrolle, Eifersucht und psychischer Abhängigkeit – schließlich flüchtet die junge Frau mit dem gemeinsamen Kind und beschließt, sich allein durchzuschlagen.

WWW.SCHWARZKOPF-SCHWARZKOPF.DE

Marlies Hübner
VERSTÖRUNGSTHEORIEN
Die Memoiren einer Autistin, gefunden in der Badewanne
Erweiterte Neuausgabe

ISBN 978-3-86265-743-8
© Schwarzkopf & Schwarzkopf Verlag GmbH, Berlin 2018
Vermittelt durch die Literaturagentur Brinkmann, München. Alle Rechte vorbehalten. Dieses Werk ist urheberrechtlich geschützt. Jede Verwendung, die über den Rahmen des Zitatrechtes bei korrekter und vollständiger Quellenangabe hinausgeht, ist honorarpflichtig und bedarf der schriftlichen Genehmigung des Verlages. | Lektorat: Ulrike Thams | Cover- und Autorenfoto: © Mascha Seitz

KATALOG
Wir senden Ihnen gern kostenlos unseren Katalog.
Schwarzkopf & Schwarzkopf Verlag GmbH
Kastanienallee 32, 10435 Berlin
Telefon: 030 – 44 33 63 00
Fax: 030 – 44 33 63 044

INTERNET | E-MAIL
www.schwarzkopf-schwarzkopf.de
www.facebook.com/schwarzkopfverlag
info@schwarzkopf-schwarzkopf.de